よくわかる
瞑想ヨガ

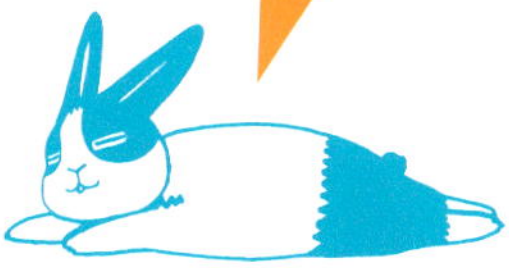

May we become one piece.
In other ancient word, that is

YOGA

Watamoto Akira
綿本 彰

実業之日本社

はじめに

1960年代、ビートルズのインド巡礼を引き金に巻き起こったヒッピー・ムーブメントの中、多くの西洋人がインドを訪れ、ヨガとの出合いを果たしました。

それから40年の歳月を経て、当時インドでヨガを習得した人々を中心に、世界中で歴史的なヨガブームが起こり、この10年で、以前には考えられなかったほど多くの人がヨガに触れ、その魅力に引き込まれていきました。

そんなヨガ人口の増加に伴って、ヨガの故郷であるインドを旅する人も倍増したようなのですが、帰国した人は「クセになって何度もインドに行きたくなる人」と「トラウマになってもう二度と行くまいと強く心に誓う人」に二分されると聞きます。

私はといえば、どちらかというと前者で、お腹いっぱいになって帰国しても数年するとまた行きたくなってしまう……。これ、どちらかというとでなく、思い切り前者に聞こえますけど、すみません。

そんなインド旅行と同じように、ヨガのルーツに惹かれ、その原形である瞑想《めいそう》ヨガや哲学を勉強する人も急増したのですが、これまた例によって「瞑想の魅力にとり憑かれ、深みにハマってしまう人」と「難しくてトラウマになり、瞑想や哲学アレルギーになってしまう人」に二分されるようです。

多くの方が**「ヨガって美容健康法でしょ？」**と軽い気持ちでヨガとの出合いを果たし、実際、心身ともに調子よくなっていくものだから、ヨガに対する興味がぐんぐん深まっていき、なんでこんなに素敵なんだろう……と紐解《ひもと》いていくうち、いずれそこに**ドンと立ちはだかる瞑想ヨガや、その哲学と出合う**ことになります。

なるほどヨガは単なる体操とは違い、瞑想や哲学がベースになっているからこそ、効果のほども確かなもので、だからこそ何千年も絶えることなく受け継がれてきたんだなぁ……。

そう感心しながらも、瞑想ヨガの登竜門と言える最古の文献『**ヨガスートラ**』を手にした直後、その冒頭の一節に打ちのめされることになります。

「ヨガとは心の止滅なり。そのとき、本当の自分は本来の状態にとどまる。それ以外のとき、本当の自分は心の働きと同じ形をとる」

お腹のぜい肉を効果的にとってくれる美容法として見ていた、多くのヨガ愛好家にとって、この一節がどれだけその期待を裏切り、瞑想や哲学嫌いにさせてきたことか、私には痛いほどよく分かります。

ほかでもない、かく言うこの私が、数多くのヨガダイエット本を世に出しておきながら、頃合いを見はからって、その方々にこの一節をぶつけてきた張本人だからです。

でも、**ヨガが魅力的なのは、瞑想とそれを支える哲学があるから**なのです。

瞑想がベースにあるからこそ、さまざまなポーズを行なうだけで心が洗われ、日々の暮らしや生き方まで変わってしまうのです。

そんなヨガの一番の魅力である瞑想を、そしてそれを支えている難解な哲学を、何とか噛《か》み砕いて多くの方に知っていただきたい――。

そんな強い思いから生まれたのが、本書『よくわかる瞑想ヨガ』です。

本書は、誰もが一瞬ドン引きするようなヨガの深遠なる哲学を、できるだけ平易な言葉でまとめ、そのうえで**「瞑想がどういった心の状態を目指すのか」**をシンプルに解き明かします。

さらに、**「そんな心の状態が、呼吸や身体《からだ》とどうかかわっていて、だからそれらをどう調整していけば瞑想が深まるのか」**を分かりやすく解説していきます。

そんな本書を通して最も伝えたいのは、瞑想や哲学は一時的に難しく、人間離れしたような話になるけれど、**結論はとってもシンプルで、とっても日常的なこと**なんだっていうこと。

それを伝えるために、できるだけ簡単な言葉で、楽しいマンガやイラストをフルに盛り込みながら理解を助け（中には妨げるものもあるかと思いますが〈笑〉、あらかじめお詫《わ》び申し上げます）、さらに瞑想を深めていくプロセスや、深まった状態の感覚的な描写なんかも、言葉で表現できる限り盛り込み、あらん限りの手を尽くして瞑想ヨガをやさしく解説してみました。

とはいえ、それでも瞑想は依然として敷居の高いものかもしれません。

でも、少しずつでもヨガの本質を理解し、それを実感に変え、それを通してヨガの最も大きなテーマである**「いかに生きるか」**という問題に触れ、その恩恵を享受していただけたらと強く願うばかりです。

本書を通して、多くの方が瞑想や哲学アレルギーから解放され、ヨガの最も素敵な部分に触れ、今以上にヨガを好きになって、その素晴らしい実感が得られますように。

本書を手にとってくださった方に感謝を込めて。

よくわかる瞑想ヨガ　目次

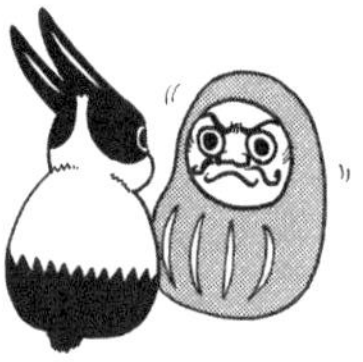

第3章 「心」を調整しよう……77

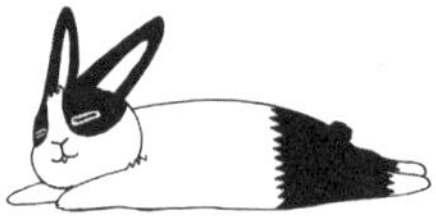

カバーデザイン　こやまたかこ
マンガ&イラスト　まめもやし
本文デザイン　鈴木ユカ

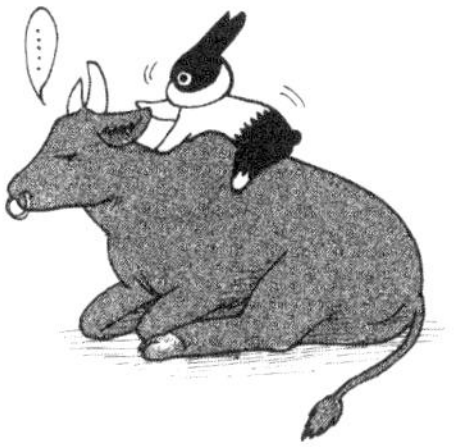

YOGA MANGA

超オススメ本

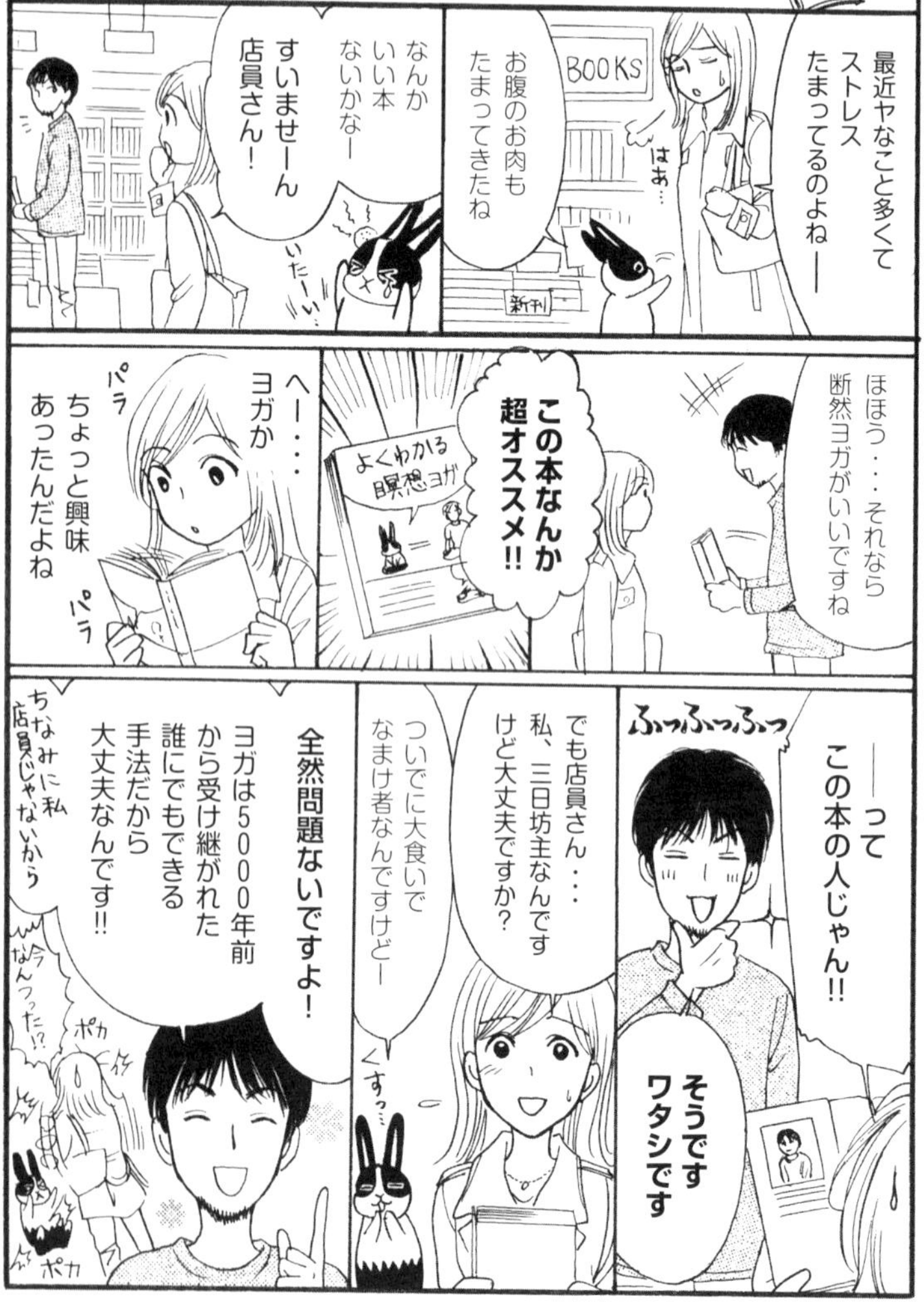

第1章

そもそも「ヨガのルーツ」とは?

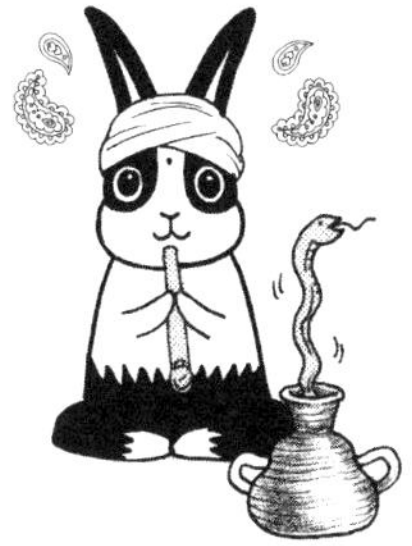

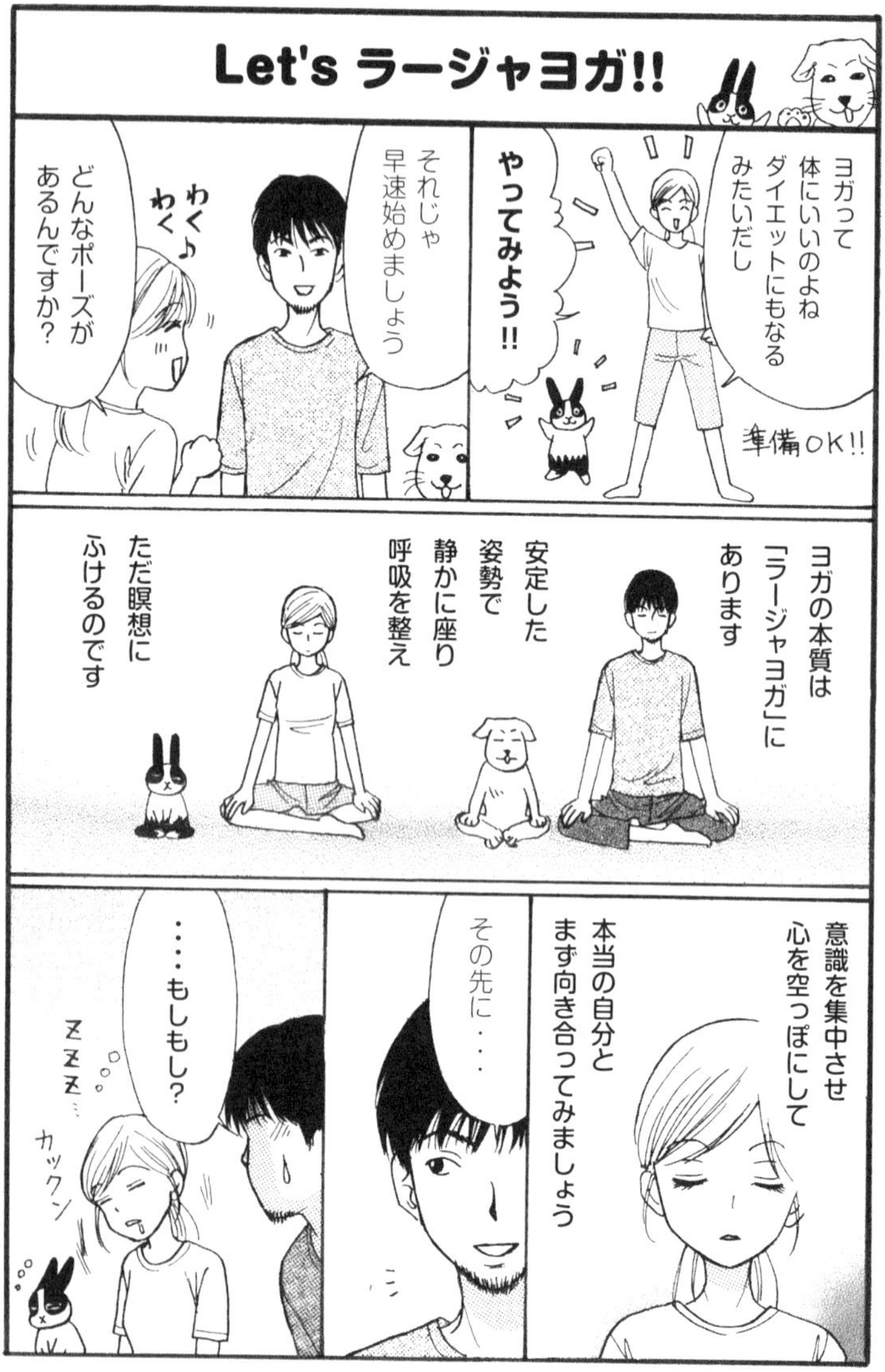
Let's ラージャヨガ!!
ヨガって体にいいのよね ダイエットにもなるみたいだし
準備OK!!
やってみよう!!
それじゃ早速始めましょう
わくわく♪
どんなポーズがあるんですか?
ヨガの本質は「ラージャヨガ」にあります
安定した姿勢で静かに座り呼吸を整え
ただ瞑想にふけるのです
意識を集中させ心を空っぽにして
本当の自分とまず向き合ってみましょう
その先に・・・
・・・もしもし?
ZZZ
カックン

ヨガの原点は「ラージャヨガ」

ヨガにはいろいろなスタイルがあるけれど、**その原点であり、すべての基本となるのが「ラージャヨガ」**です。

――安定した姿勢で静かに座り、呼吸を調え、ただ瞑想《めいそう》に耽《ふけ》る――

ラージャヨガをひと言で表すと、こんな感じでしょうか。

ラージャとは王様という意味で、ラージャヨガはよく「ヨガの王道」と訳されるのですが、ただひたすら瞑想だけを行なうので、**「瞑想ヨガ」**とも呼ばれています。

ヨガの道を深めたいと思ったら、ラージャヨガは避けては通れないもの。

いわば**王道のスタイルであり、ヨガの神髄なのです。そのバイブルとも言えるのが『ヨガスートラ』という2000年ほど前に刊行されたヨガ最古の教本**です。

なのですが、この『ヨガスートラ』、何しろ難しい本で、覚悟を決めてじっくり読んでみたところで、ちんぷんかんぷん。なかなか理解できる代物《しろもの》ではありません。まさに禅問答。それを嚙《か》み砕いて説明している解説書でさえ、一度読んだだけでは理解できないということからも、その難しさが伝わると思います。

たとえば『ヨガスートラ』の冒頭には、こんな一文があります。

「ヨガとは心の止滅なり。そのとき、本当の自分は本来の状態にとどまる。それ以外のとき、本当の自分は心の働きと同じ形をとる」

ほら、何が何だか分からないでしょう？（笑）

私も最初に『ヨガスートラ』を手にしたときは、

「これって、本当に理解できる日がくるのかな……」

と途方にくれるばかりでした。

そもそも、ＹＯＧＡ（ヨガ）という言葉の語源は、Ｙｕｊ（ユジュ）＝「くびきをつける」という意味のサンスクリット語（古代インド語）。

「くびき」とは馬具のひとつで、二頭立ての牛馬を横つなぎにするときに使う横木のことです。「くびき」は暴れまわる牛馬をつなぎとめるときに使われるのですが、ここから、**動きまわる心や五感を鎮《しず》め、向かうべき方向に向かわせつつ、一点に結びつける**という意味で、ＹＯＧＡという言葉は生まれました。

牛馬のように動きまわる心を、瞑想することで鎮め、一点に結びつける――これがヨガの原点であり、本質です。

瞑想とは、理想的な姿勢で呼吸をコントロールし、意識を極限まで集中させることなのですが、このとき**心は完全に空っぽになり、その中で私たちは「本当の自分」が何であるかを悟る。**

さっき紹介した『ヨガスートラ』の言葉は、簡単に言うとそんな意味です。

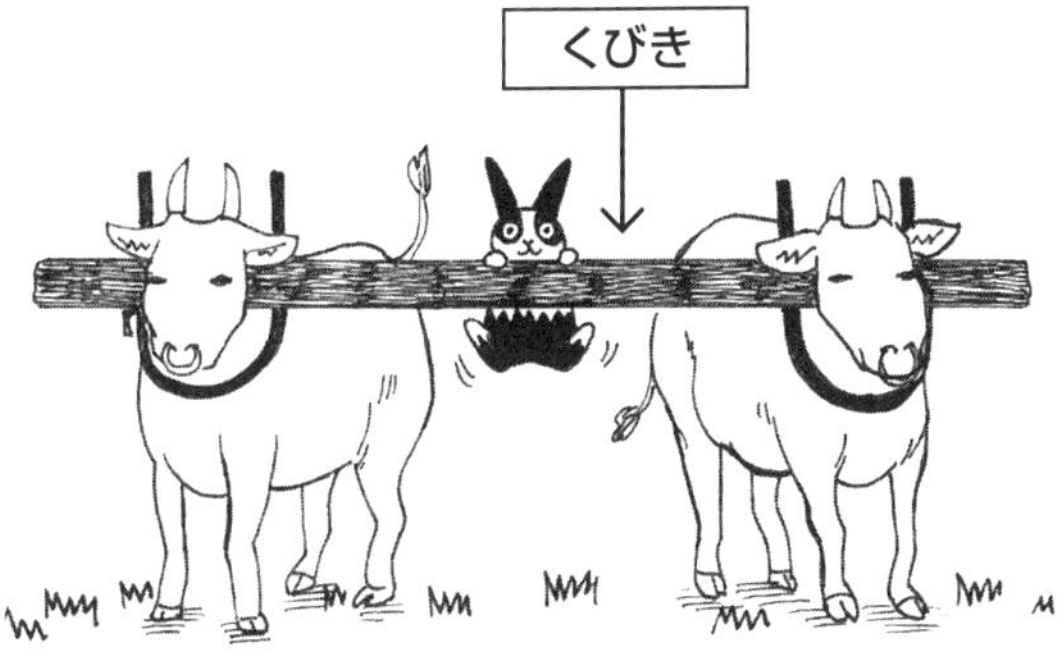

そんなヨガは、いつ誕生したのかというと……。

よくヨガ５０００年の歴史といいますが、これはインダス文明の遺跡から、ヨガ風に座って瞑想する姿を刻んだ印章が、いくつか見つかったことが根拠のようです。とくに文献などが残っているわけではありません。

そんな感じの、実にあいまいな起源から長い歳月が流れ、紀元前1500年、後にヨガの育ての親となるアーリア人がインドに侵攻してきます。アーリア人は、インドにもともといた人たちを武力や暴力よりも、バラモン教という宗教を使って支配下に置くという、珍しい統治法をとりました。

アーリア人は神に祈りを捧《ささ》げて豊作をかなえたり、予言をしたり、人を癒《いや》したりといった呪術《じゅじゅつ》的な人々で、支配の仕方もそんな感じでした。バラモン教も自然崇拝の傾向が大変強かったようです。

とはいえ、バラモン教も時代が進むと呪術的なものから、だんだん哲学的なものになってきます。そんな中で、アーリア人によってインド哲学が本格的に確立されていき、同時に、それまで各所に散らばっていたヨガの考え方が、少しずつまとめられてきます。

そして、**究極の境地に至るために必要なものとして、インダス文明で行なわれていた（らしい）瞑想が、再び脚光を浴びることになった**のです。

その後、この瞑想という行が、バラモン教とは独立した形で、「ヨガ」という名で行なわれるようになります。

――静かに座り、呼吸を調えながら究極に集中し、その先に「本当の自分」とは何かを実感する神秘的な体験をする。

のちに「ラージャヨガ」と呼ばれる、「瞑想ヨガ」がここに誕生したのです。

ヨガの教え 1

ヨガの本質はラージャヨガ（瞑想ヨガ）にある

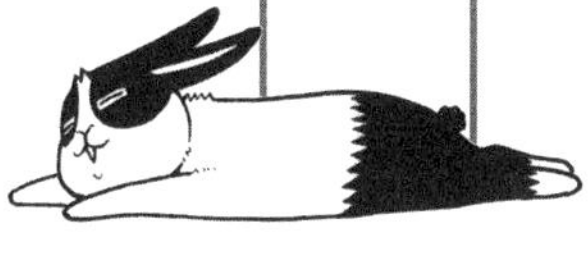

ブッダの悟り

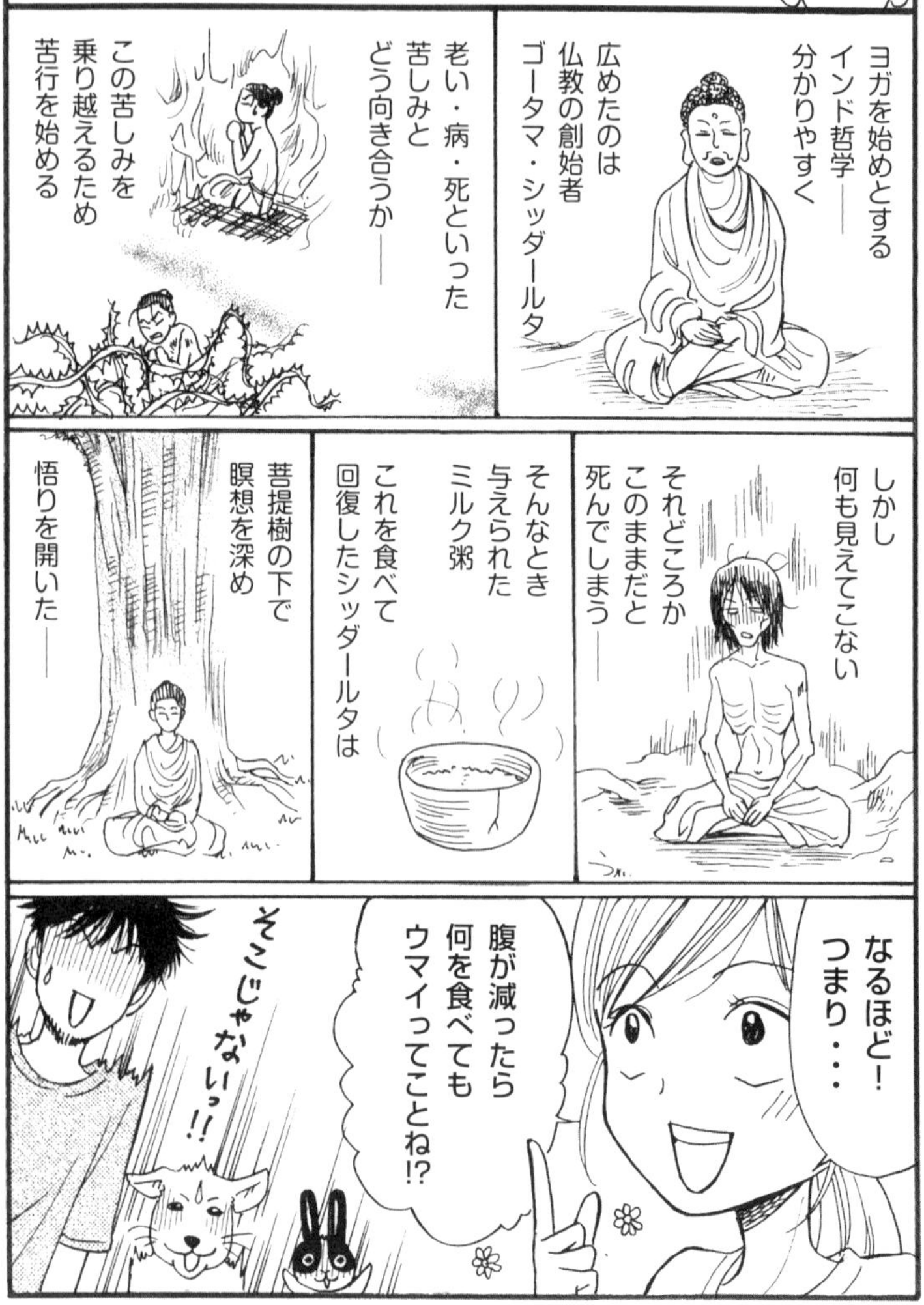
ヨガを始めとするインド哲学――分かりやすく
広めたのは仏教の創始者ゴータマ・シッダールタ
老い・病・死といった苦しみとどう向き合うか――
この苦しみを乗り越えるため苦行を始める
しかし何も見えてこない
それどころかこのままだと死んでしまう――
そんなとき与えられたミルク粥
これを食べて回復したシッダールタは
菩提樹の下で瞑想を深め
悟りを開いた――
なるほど!つまり・・・
腹が減ったら何を食べてもウマイってことね!?
そこじゃないぃっ!!

ブッダの悟りは「瞑想」することで完成した！

先に触れたように、ヨガをはじめとするインド哲学は、私たち現代人にとってても超難解なものなのですが、今から2500年前の紀元前500年ごろは、今以上にもっともっと理解されがたく、ゆえにそれらは上流階級だけのものでした。

ヨガも、一部の人のみが行なう高尚なものだったのですが、そんな中、**インド哲学を深く理解、実感し、噛み砕いて多くの人々に分かりやすく説いた人**がいます。その人こそ、誰あろう、**仏教の創始者であるお釈迦《しゃか》さん**です。

お釈迦さんの本名はゴータマ・シッダールタ。インドの王族であるシャーキャ族(釈迦族)の王子様でした。そう、お釈迦さんはめちゃくちゃ高貴な生まれだったのです。ちなみに、お釈迦さんの「釈迦」とは名前ではなく、部族の名前です。

お釈迦さんことシッダールタは、インド哲学にハマり、29歳で妻子を捨てて出家し(王子様が家を捨てるんですから、すごいことです)、生涯を哲学探究に捧げることになります。

シッダールタの生涯のテーマは**「生老病死」。つまり、生きていくうえで避けられない老いや病、死といった苦しみとどう向き合うか**というものでした。

この世で生きていくということは、老いや病気とは無関係ではいられません。もちろん、誰もが最終的には死を迎えます。この当たり前ではあるけれど、ある意味、残酷な現実を受け入れ、乗り越えていくために、哲学を探究したのです。

最初にシッダールタが取り組んだのが「苦行《くぎょう》」でした。

断食はもちろん、イバラに身を横たえたり、太陽を凝視したり、ずっと立ち続けたり……。ヨガには、積極的に苦痛を経験することで、心を乱す原因を払拭《ふっしょく》しようとする行法《ぎょうほう》があるのですが、シッダールタはこれに従って修行を行なったのです。

ところが、**いくら苦行をしても何も見えてこない**――。

しかも、なまじ精神力が強かったシッダールタは苦行をやりすぎ、衰弱しきって瀕《ひん》死《し》の状態になってしまったのです。「これではいかん」と、シッダールタは苦行というアプローチを見直します。

そんなときに、シッダールタが選んだメソッドが「瞑想」でした。

とはいえ、シッダールタの身体《からだ》は厳しい苦行でボロボロな状態で、瞑想どころではありませんでした。そんなシッダールタを救った乙女が、かの有名なスジャータです。ガヤという村に住むスジャータは、骨と皮だけになって衰弱したシッダールタを発見し、その地方の療養食であるミルク粥《がゆ》を与えます。

このミルク粥を食べて体力を回復したシッダールタは、川で身を清め、菩提樹《ぼだいじゅ》の下で座法《ざほう》を組みます。**呼吸を調えて集中をはかり、瞑想を深めていったシッダールタは、インド哲学を頭ではなく、身体で実感した**のです。

「哲学を身体で実感する」というのは、この本を最後まで読んでいただくと分かるのですが、あえてたとえてみると、リンゴを食べたことのない人が、リンゴの味を他人から教わって知るのが「頭で理解する」という状態。梨《なし》やスイカのように水っぽくなくて、ほどよい噛み心地があり、ミカンほどではないものの甘酸っぱく、ほのかに蜜《みつ》の味がして……などなど。

こういった**言葉での理解は、知識の足しにはなるけれど、経験や実感とは程遠いもの。その味を実感するには、やはり実際に食べてみるのが一番**で、同じようにシッダールタは、「自分とは」「宇宙とは」といった哲学の本髄を、深い瞑想の境地の中、その肌身で実感したというわけです。

こうして悟りを得たシッダールタは、サンスクリット語で**「悟った人」という意味のブッダ（仏陀）**と呼ばれるようになります。ブッダとなったシッダールタは、インド哲学の世界を、万人が理解できる表現で多くの人に説き、急速に絶大な支持を得ていきました。

ブッダが説いた内容は、それまで語られていたインド哲学、ヨガ哲学と同じものではあったのですが、何よりも「人を見て法を説け」の信条に従い、時に方便を駆使して、目の前にいる人に合わせ、分かりやすくお話をして回ったことから、その教えは多くの人々の心に響き、後にバラモン教を脅《おびや》かすほどの人気にまで達したのです。

このように、**仏教の教えの中身は、実は従来からあるインド哲学を、ブッダ独自の**

表現で説いているだけなので、基本的にはヨガの哲学と同じ。もちろん仏教にはさまざまな宗派があり、ヨガにも無数の流派や学説があるので、すべてが一致するわけではありませんが、大筋は同じなのです。

ヨガの教え
2

仏教とヨガの教えは大筋で重なる

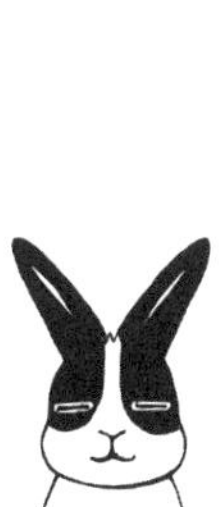

禅のこころ

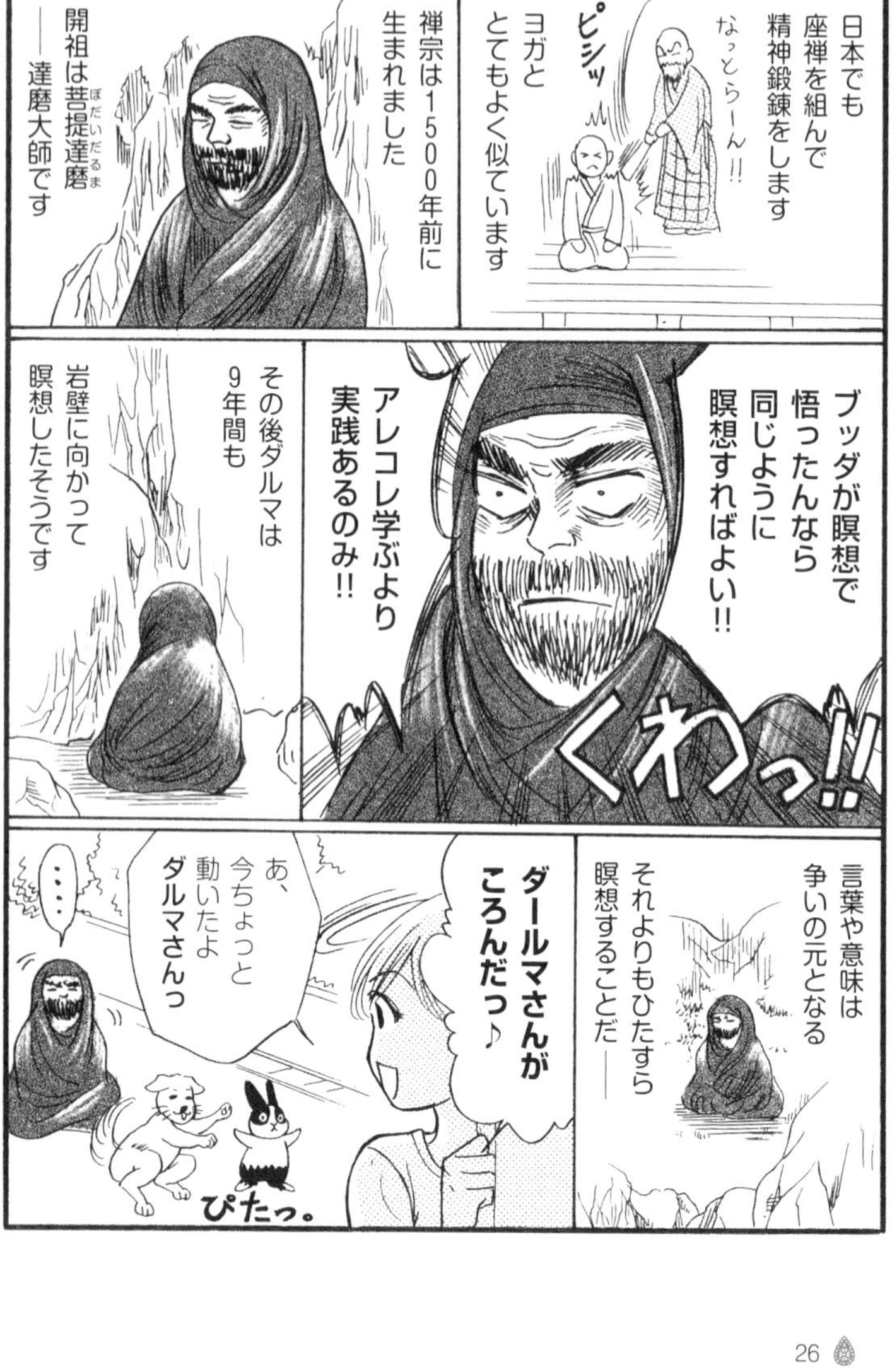

日本でも
座禅を組んで
精神鍛錬をします
なっとらーん!!
ピシッ
ヨガと
とてもよく似ています
禅宗は1500年前に
生まれました
開祖は菩提達磨《ぼだいだるま》
——達磨大師です
ブッダが瞑想で
悟ったんなら
同じように
瞑想すればよい!!
アレコレ学ぶより
実践あるのみ!!
くわっ!!
その後ダルマは
9年間も
岩壁に向かって
瞑想したそうです
言葉や意味は
争いの元となる
それよりもひたすら
瞑想することだ——
ダールマさんが
ころんだっ♪
あ、
今ちょっと
動いたよ
ダルマさんっ
・・・・
ぴたっ。

禅は「ヨガ本来の姿」を伝えるメソッド

禅寺で暮らす禅僧のみならず、多くのビジネスマンや経営者が、精神鍛錬のために実践するると言われるくらい、禅は日本で根強い人気があります。

実は、**禅は「ヨガの本来の姿」をそのまま残した伝統的なメソッド**なのです。

禅宗が生まれたのは今からおよそ１５００年前。開祖は**菩提達磨《ぼだいだるま》**、ご存じ**達磨大師**です。菩提達磨はインド読みでは「ボーディダルマ」となり、ボーディはブッダとほぼ同じ意味です。正確にはブッダは悟った人で、ボーディは悟っている人になります。

ダルマは、

「ブッダは確かに素晴らしい教えを説いた。しかし、**教えを聞くだけでは、本当の意味でブッダの教えを理解できない。ブッダの教えをきちんと理解するためには、ブッダが悟りを得たときと同じ体験、つまり瞑想が必要である**」

と考えました。先ほどの例で言うと、

「リンゴの味は人から教わるものではなく、実際に自分で食べてみてはじめて分かるもの」

と考えたわけですね。少々極端な気もしますが、ダルマはその後9年間、洞窟《どうくつ》の岩壁に向かって瞑想したといわれています。

ひとつの宗教の開祖になるような人は、やはりどこかが違います。

「不立文字」

ふりゅうもんじと読むこの四字熟語に、禅のすべてが集約されていると言っても過言ではありません。

「言葉や意味はいらない。そのようなものはむしろ解釈の相違や誤解を招き、争いの元となる。それよりもひたすら座り、瞑想することだ」

これが、ダルマが説きたかったことなんですね。

ブッダがインド哲学を探究するために行なった瞑想は、ヨガの原型と言えるような古典的なスタイルの瞑想です。これを模した禅は、ヨガ本来の姿をそのまま現代に伝える貴重なメソッドとも言えます。
「哲学とは教わるものではなく、自ら体験するものである」というコンセプトも、まさにヨガそのものと言えるでしょう。

ちなみに、ヨガの瞑想は、サンスクリット語で発音すると「ディアナ」で、中国に持ち込まれたときに、禅那《ぜんな》と音訳されました。この禅那が省略されて「禅」となったことを考えると、**「禅＝瞑想ヨガそのもの」**であると言えるのです。
とはいえ、禅は古典的なスタイルをかたくなに貫いて宗教として受け継がれ、一方のヨガは体操的な要素を取り込みつつ、自己鍛錬の方法として確立されている現状を考えれば、無理に同一視する必要はないかもしれませんね。

ヨガの教え
3

「禅」という言葉のもともとの意味は「瞑想」である

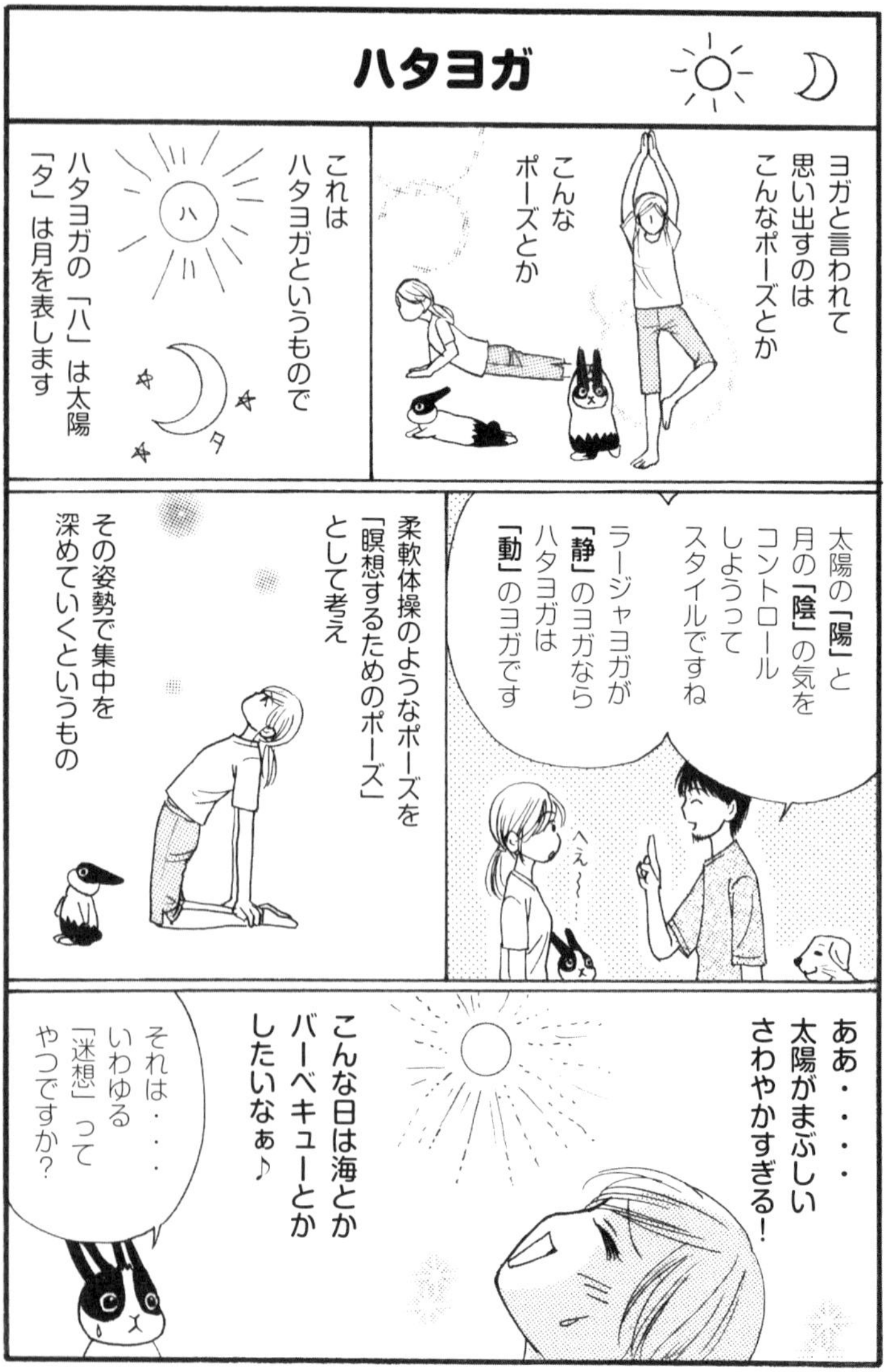
ハタヨガ
ヨガと言われて思い出すのはこんなポーズとか
こんなポーズとか
これはハタヨガというもので
ハタヨガの「ハ」は太陽「タ」は月を表します
ハ
タ
太陽の「陽」と月の「陰」の気をコントロールしようってスタイルですね
ラージャヨガが「静」のヨガならハタヨガは「動」のヨガです
へぇ〜…
柔軟体操のようなポーズを「瞑想するためのポーズ」として考え
その姿勢で集中を深めていくというもの
ああ・・・・太陽がまぶしいさわやかすぎる！
こんな日は海とかバーベキューとかしたいなぁ♪
それは・・・いわゆる「迷想」ってやつですか？

瞑想ヨガを現代につなぐ「ハタヨガ」

現在、ヨガと言われて誰もが思い浮かべるものといえば、やはり例の独特のポーズでしょう。このポーズ主体のヨガ、いわゆる**「ハタヨガ」**が登場したのは、ヨガの歴史の中ではけっこう最近です。といっても、紀元後１３００年ごろの文献で体系化してまとめられているので、それでも７００年以上の歴史はありますが……。

ハタヨガの**「ハ」**は太陽、**「タ」**は月を表します。

そう、ハタヨガとは、**陽（太陽）と陰（月）の気（エネルギー）を積極的にコントロールしよう、というスタイルのヨガ**なのです。

もともとのヨガであるラージャヨガが、ひたすら瞑想する「静のヨガ」とすれば、ハタヨガは、積極的に身体と気をコントロールして瞑想の境地に辿《たど》り着こうという「動のヨガ」です。**「身体を調整することで心を調整する」という考え方自体は、古くからインド哲学の中にあったもので、ハタヨガはその集大成**といえるでしょう。

ちなみに、ハタヨガは、瞑想ヨガが密教化したものともいえます。

仏教も、最初はブッダの教えを哲学的に探究することが主流でしたが、時代が進むにつれて、仏像を拝んだり、マンダラの世界に没頭したりというように、だんだん「何かを行なう」技巧的なものに変わっていきました。

同じように、ヨガも「何かを行なう」ハタヨガが主流になってきたわけです。

ただ、本来のハタヨガは、たとえばDVDなんかを観《み》ながら独学で行なうようなものではありませんでした。師の力強い導きのもと、やや洗脳気味に修行を行ない、それゆえに通常よりも速いスピードで修行を深めていく――という性質の行法だったのです。そのテクニックの中には、きちんとした師につかずに行なうと危険なものや、呪術的なものもけっこうあります。

18世紀ごろ、ヨガの哲人スヴァートマーラーマが書いた『ハタヨガ・プラディーピカー』（ハタヨガの代表的な教科書です）では、長時間息を止めたり、舌の裏筋を少しずつ切ったりなんていうものも紹介されているぐらいです。

そんな現代人にとってはちょっとトンデモ本ともいえる『ハタヨガ・プラディーピカー』の冒頭には、

「ハタヨガは秘密に伝えられるもので、公開すると無力になる」

と書かれています。要は秘密裏に行なうものだということなんですが、はっきり言って、この書が公開されているという時点で、秘密裏ではないですよね。（笑）

何はともあれ、ハタヨガはただ身体を動かすというものではなく、師匠が一人ひとりの弟子のレベルを見極めたうえで、タイミングを見て相応のテクニックを直伝し、そのテクニック一つひとつにしっかりとした意味を与え、精神的にもゴールへ力強く牽引《けんいん》していくというタイプの修行法。

ですから、実のところ日本には、本当の意味でのハタヨガを行なえる施設は、ほとんどありません。どちらかというと、**「ハタヨガのセラピー的な面を強調したもの」**、**つまり「身体調整」をメインにしたところが多い**ようです。

身体が不調になってくると当然、心も不調になってきます。ストレスフルな現代人にとって、ヨガのポーズと呼吸は、身体をすっきりさせる特効薬ともいえるのです。

ちなみに、私のヨガスタジオは、古典的な瞑想ヨガをベースにしつつ、ハタヨガのポーズをテクニックとして使用するというスタイルをとっています。柔軟体操のようなポーズを**「瞑想するための姿勢」**として考え、その姿勢で呼吸をすることで集中をはかろうというスタイル。

ポーズ中に瞑想を行なうというと、何やらヨガ上級者しかできないものと考えがちですが、じっと座った状態で瞑想するより、**ポーズを作るために集中せざるを得ない状態で瞑想するほうがむしろ簡単**なんです。

ヨガのポーズは、運動不足な現代人の身体をほぐすというメリットもあります。私はこれこそが今の時代に最も合った、理想的な瞑想法ではないかなと思っています。

ヨガの教え
4

ヨガのポーズをしながら瞑想すると集中できる

第2章

やさしく解説！「ヨガの哲学」

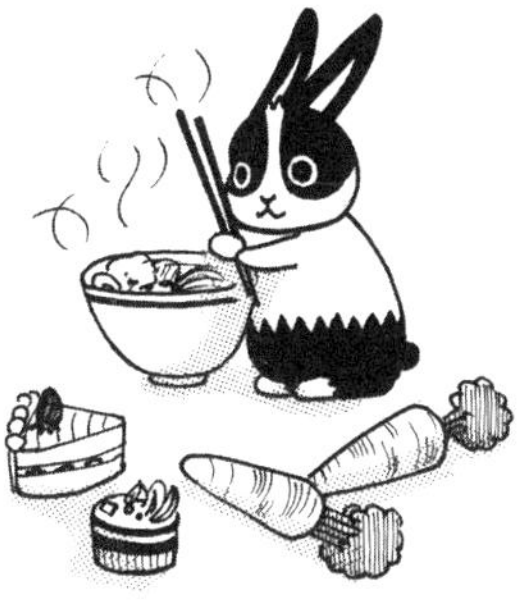

YOGA MANGA

本当の自分とは何か？

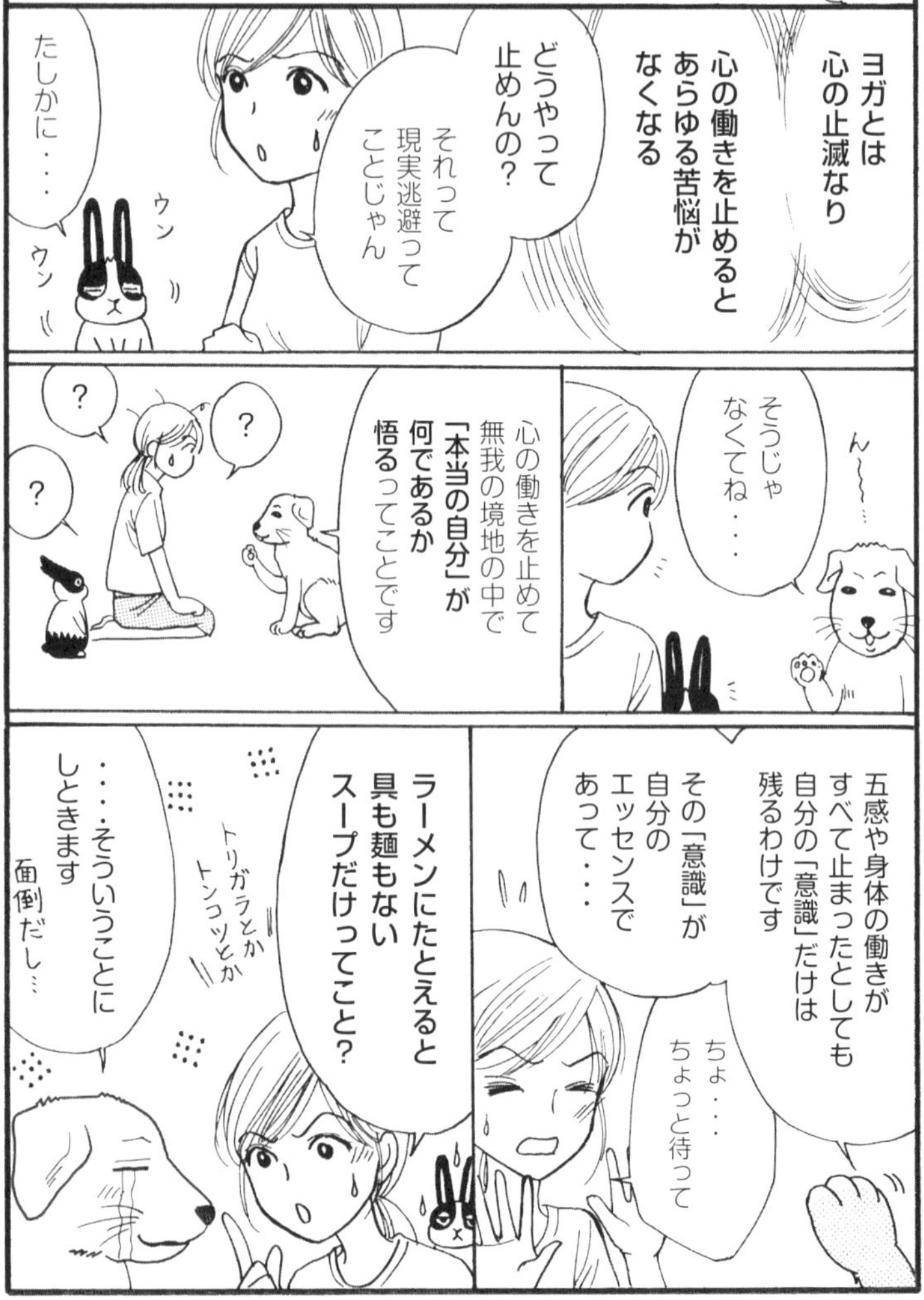
ヨガとは
心の止滅なり
心の働きを止めると
あらゆる苦悩が
なくなる
どうやって
止めんの？
それって
現実逃避って
ことじゃん
ウン
ウン
たしかに・・・
ん〜〜…
そうじゃ
なくてね・・・
心の働きを止めて
無我の境地の中で
「本当の自分」が
何であるか
悟るってことです
？
？
？
五感や身体の働きが
すべて止まったとしても
自分の「意識」だけは
残るわけです
その「意識」が
自分の
エッセンスで
あって・・・
ちょ・・・
ちょっと待って
ラーメンにたとえると
具も麺もない
スープだけってこと？
トリガラとか
トンコツとか
・・・そういうことに
しときます
面倒だし…

「心の働きを止める」と苦悩がなくなる!?

ヨガ最古の文献である『ヨガスートラ』の冒頭に、

「ヨガとは心の止滅なり」

という言葉が書かれているという話を第1章でしましたが、言い換えると、

「心の働きを止めることこそ、ヨガの神髄である」

という感じでしょうか。

「心の働きを止めるというと、無機的な感じがするし、そんなことできるわけないし。

それだけでヨガへの興味が失《う》せちゃう」

という声が聞こえてきそうです。

でも、それでもヨガではきっぱりと、

「心の働きを止めると、あらゆる苦悩がなくなる」

と言い切っているのです。

確かに考えてみると、地震、原発、放射能、経済不況、政治不安などなど、ストレスばかりの現代では、そのすべてから逃げ出す方法として、一時的にでも心を空っぽにすることは、ある意味、かしこく合理的な方法だと言えなくもありません。

ましてや、ヨガが大ブームだった紀元前後のインドは、貧困や飢餓、疾病《しっぺい》、カースト制度による身分差別など、「苦」に満ちあふれた時代。心を空っぽにして安らぎを得たいという人は、きっと今以上に大勢いたことでしょう。

でも、もう一度よく考えてみてください。

本当に心の働きを止めさえすれば、あらゆる苦悩が根本的に解決すると思いますか？

恐らく、心の働きを止めている間は、すべてを忘れ「苦」から逃れられるでしょうが、再び心が動き出せば「苦」と直面せざるをえません。

息を止めている間は臭《くさ》いにおいから逃れられても、再び息を始めるなり、むしろ際立ったにおいに打ちのめされるであろうように、心の働きを止めることが根本的な苦の解決策であるとは思えません。

――だとすれば、それでも心の働きを止めようとする理由は、一体どこにあるのでしょうか。

ヨガでは、**心の働きを完全に止めたとき、その無我の境地の中で「本当の自分」が何であるかを悟る**と教えます。**「無」といっても、何もかもがなくなってしまうのではなく、自分のエッセンスのようなものだけは残る**というのです。

恐らく多くの人は、自分の身体《からだ》や心のことを、それが「自分」だと思っていることと思います。そう考えるのは、とっても普通で自然なことです。でも、だとすれば、たとえば身体が機械に置き換わったり、あるいは心の働きが完全に停止したとすれば、「自分」は消えてなくなることになりますよね？

そうではなく、ヨガでは、**深い瞑想《めいそう》の中で身体の感覚がなくなり、心の働きがなくなったとしても、「自分」の最後の砦《とりで》である「意識」が残る**と教えるのです。

「意識」という言葉は、いろいろな意味があるのでピンとこないかもしれませんが、五感や思考を「ただ感じる存在」というのでしょうか、すべてを一歩引いたところから見守っている「観察者」みたいなもののことです。

「意識を失う」とか「意識不明」とかとは別の意味で、心の働きが止まってもなくならないし、失うこともない「魂」のような存在。

また、「無意識」とか「潜在意識」とかのように、普段感じることができない「心の領域」のことでもなくて、そういった心の働きをただ見守るだけの存在が、ここで言う「意識」になります。

だから、**身体の動きも、五感の感覚も、心の働きも、それまで「自分」だと思っていたすべてが止まったとしても、「意識」だけは残る。そして、それがいわば「自分のエッセンス」であり、「本当の自分」だとヨガでは教える**のです。

本当の自分とは何なのかを悟ること。

――それこそが、ヨガの永遠のテーマとも言えます。

心や身体が「自分」だという間違った「自分観」が、身体や心への執着を生み出し、そこからさまざまな苦痛が引き起こされる。だからこそ、「本当の自分」の所在をしっかりと見極め、「自分観」を変えることで、あらゆる問題や苦痛が解消されると説いているのです。

ヨガの教え
5

本当の自分と出会い、「自分観」を変えることが大切

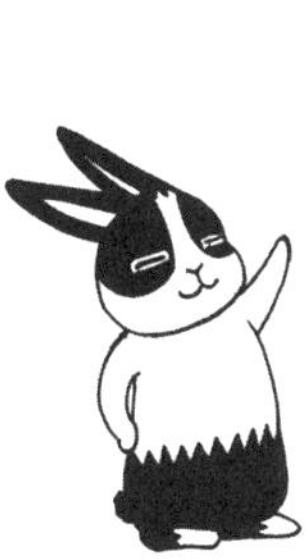

心の働きを鎮《しず》めよう

海に漂う波が私の心・・・
ザパーン…
名誉
地位
愛
いろんな欲望の波がうずまいている
まずこの波を鎮めること
ザワ
ザワ
そこから瞑想が始まる
・・・・・
ザワ…
穏やかな大海原・・・
今あるのは欲望の波ではなく実体の「意識」だけ――
あっ今何かがはねた!!
パシャッ

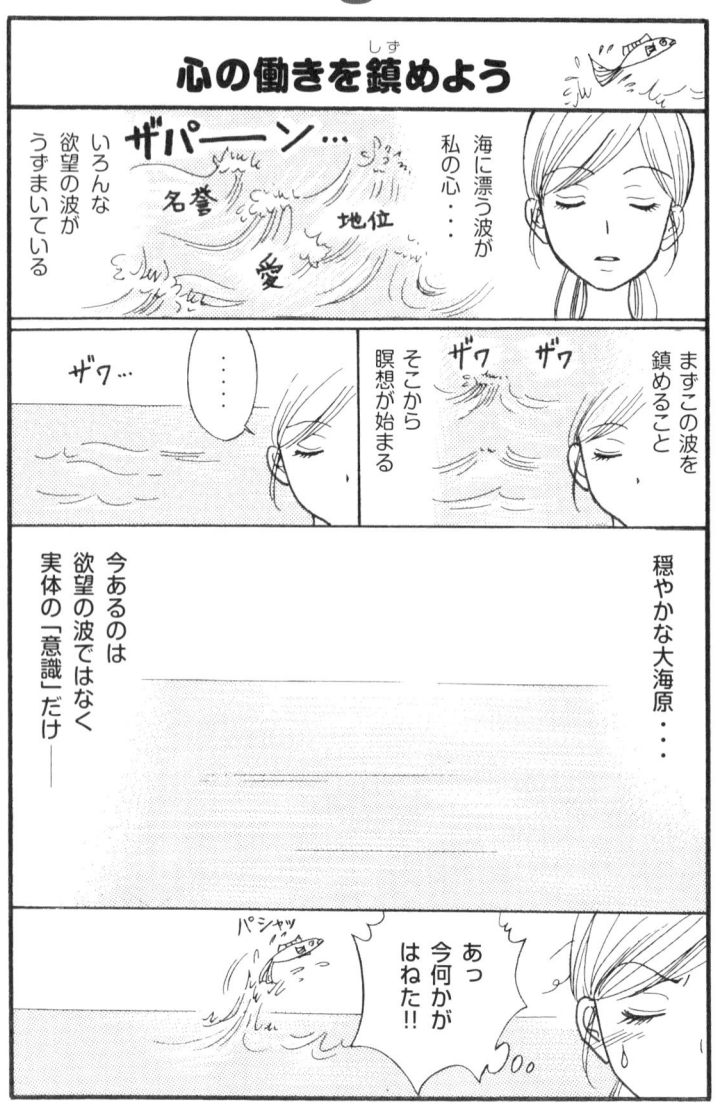

心は波――そのさざなみを鎮めるのがヨガ

心の働きを止めたときに見えてくる「本当の自分」。ヨガではこれが、「個人を超えた存在」だと説きます。平たく言うと、

「多くの人の心の奥底にある意識は、その根っこですべてつながっている」

という意味なのですが……。といっても、

「空《くう》をつかむような話すぎて、どうにもこうにもよく分からない」

ですよね？

ここが東洋哲学の超難解たる所以《ゆえん》なのですが、とても大切なところなので、「波」と「海」を使ったたとえ話で、大枠だけでも理解していくことにしましょう。

まず、大海原に無数に漂う波をイメージしてみてください。

ここでは、漂う一つひとつの波を私たち人間一人ひとりの心だとします。波はみなさんご存じのように変幻自在、一つとして同じものはなく、それぞれ個性的です。

ちなみに、**心を波にたとえるのは、私たちの心が「欲望」という波でできているから**です。大きくなったり、小さくなったり、激しくなったり、ゆったり静かになったりと、欲望の波は常に形を変えながら移り変わっていきます。

ヨガの瞑想には、こうした心の波（欲望）のざわめきを止める力があります。**瞑想によって、ざわめきの根源である欲望を鎮《しず》め、心の働きを停止させる。その状態が、ヨガが目指す瞑想状態**なのです。

ということで、「波」と「海」の話に戻しましょう。

イメージの中で、波を少しずつ小さくして、最後には完全に波を消してしまったとします。すると、海まで消えてなくなった！（驚）なんてことはありませんよね。波という「現象」がなくなっても、海水という「実体」は残ります。

私たちの心も、これとまったく同じ構造をしています。普段はこれぞ「自分」と思っている心も、正体は欲望という波でできた現象にすぎず、その**心の波が完全に鎮まってなくなったとき、実体である「意識」が残る**というわけなのです。

そして、波打っているときには、他《ほか》の波と「区別」することができていた一つひとつの波も、鎮まって海水という実体に立ち返ってみると、どこからどこまでが先ほどの波だったのか、「区別」することができないワンピース（ひとつながり）だったということに、改めて気づきますよね。

これまた私たちの心も、波打って欲望しているときには「自分」とか「他人」とかの「区別」があるのですが、**完全に鎮まって「意識」という実体に立ち返ってみると、どこからどこまでが「自分」だったのか「区別」することができなくて、そこには「意識」という大海原が広がっているだけ。**

私たちの心や意識は、このように根底であらゆるものとつながっていて、その一部が波打って私たちの心が生じていると、ヨガ哲学は教えているのです。

ヨガの教え
6

心の波を鎮めると、ひとつながりの「意識」を実感することができる

この世の正体

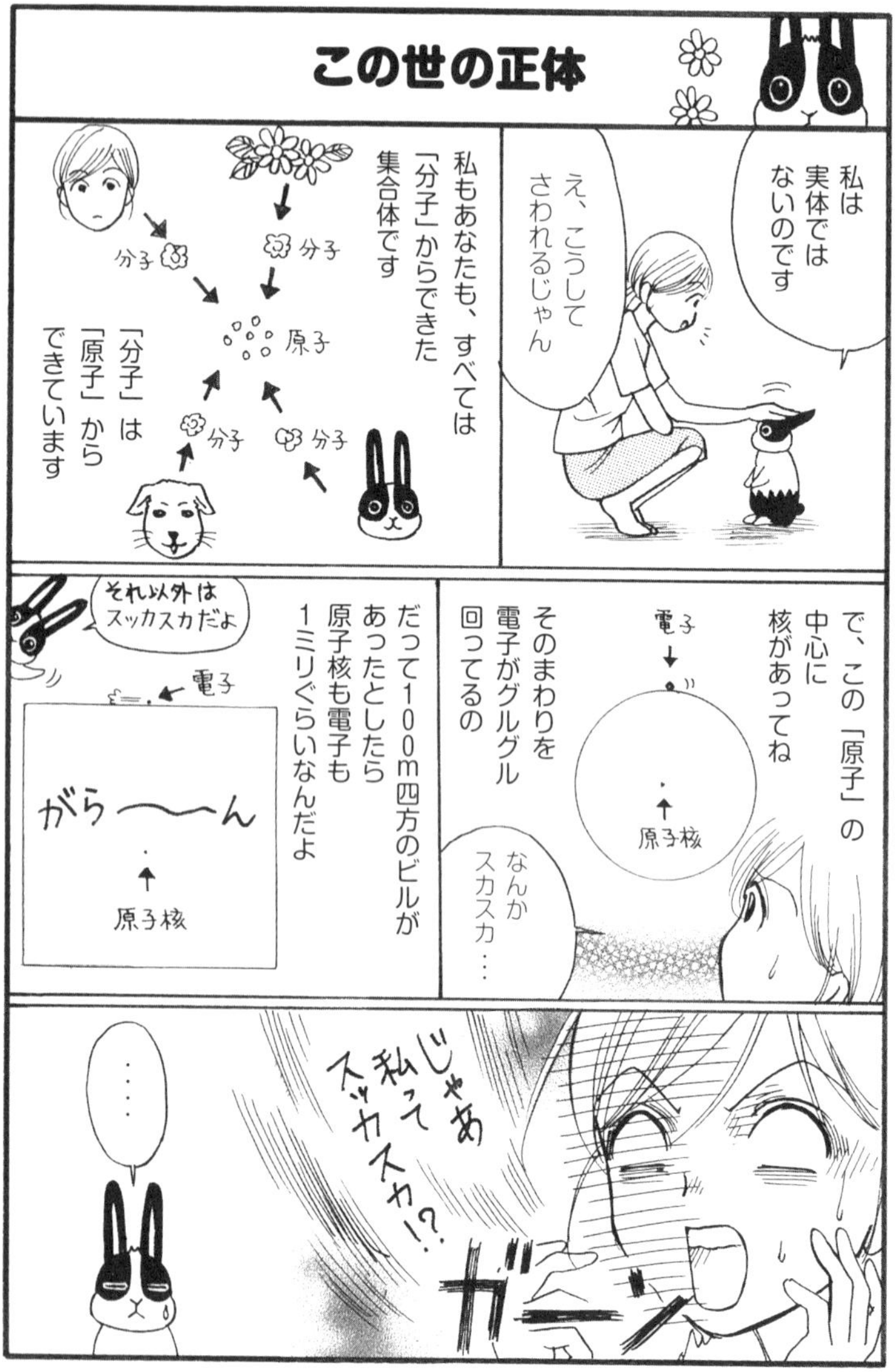
私は実体ではないのです
え、こうしてさわれるじゃん
私もあなたも、すべては「分子」からできた集合体です
分子
分子
分子
分子
原子
「分子」は「原子」からできています
で、この「原子」の中心に核があってね
電子
原子核
そのまわりを電子がグルグル回ってるの
なんかスカスカ…
だって100m四方のビルがあったとしたら原子核も電子も1ミリぐらいなんだよ
それ以外はスッカスカだよ
電子
がら〜〜ん
原子核
じゃあ私ってスッカスカ!?
ガーン
・・・・

この世のすべてのものは「エネルギーの漂い」

私たちの心は、「実体」ではなく現象にすぎない。――先ほどそう言い切ったばかりなのですが、早速、お詫《わ》びと訂正をしたいと思います。

現象であるのは、何も私たちの心に限ったことではなく、実は身体もそれ以外の物質も、この宇宙に存在するすべてのもの、いわゆる森羅万象《しんらばんしょう》すべてが現象であると、ヨガをはじめとする東洋思想では考えています。

またまた、わけの分からないことを！　というツッコミが聞こえてきそうですが……。

森羅万象を辞書で引いてみると、「宇宙に存在するすべてのもの」とあります。

つまり東洋では、**「宇宙に存在するすべてのもの、人間も動物も植物も、すべての存在は実体ではなく、波（現象）にすぎない」**というのです。

欲望や心の働きが現象であるというのは、波と海のたとえで何となくイメージできても、私たちの身体も、庭に咲く花も、かわいがっているペットも、すべてが現象だと言われても、ピンとこないというのが普通でしょう。だって、身体や花、ペットは触れますからね。

ただ、科学的な視点で見ると、この話はあながち空想の世界というわけではありません。

ここで、ちょっと科学的な話にお付き合いください。

人間の細胞は、たんぱく質と核酸からなる「分子」の集合体です。**人間の細胞だけでなく、動物も植物も水も空気も、すべてが「分子」からできています。**そして、この「分子」という粒は、「原子」という粒からできています。

で、この**「原子」という粒をよく調べていくと、ほとんどが空洞**だったりします。

「原子」は中心に原子核があり、そのまわりを電子がぐるぐる回っているという構造をしています。そして驚いたことに、原子核と電子はすごく小さくて、めちゃくちゃ離れているのです。

仮に原子核の大きさを1ミリとすると、約50メートル先に電子があります。電子はぐるぐる回っていますから、直径100メートルの円の中心に原子核があるのです。

たとえるなら高さ100メートルの立方体のビルの中心に、わずか1ミリの原子核がポツンとあって、それ以外はがらんどう。しかも原子に壁はありませんから、ビルといっても壁はなく、壁があるあたりを1ミリの電子が回っているという状態です。

要は、原子はスカスカなもの。100メートルの中に1ミリの点ですから、それがどれだけ集まっても何も見えません。空気がいい例です。

「じゃあ、今、私たちが見ているこの世界は何なの？　実体がないスカスカと言ったって、ちゃんと見えてるよ！」

実は、**私たちが見ているものは「光の屈折」にすぎません。**ものを構成するスカスカの原子の集合体に光が当たって、波長を変えた光が目の網膜を刺激し、その信号が電子刺激に置き換えられ、その電子刺激が脳に伝わり、映像として認識されているだけなのです。

音も同じです。音の正体は、「鼓膜の振動」にすぎません。声や音楽などは、空気の振動であり、その振動が鼓膜を震わせ、それが聴覚神経から脳に伝わって、音という認識になるだけです。

夢の中で見るものや聞く音は、実体がないとみんな思っているでしょうが、現実世界で見るものや音も、脳の中で感じているだけで、その点では夢と同じといえます。においも音と同じで、脳が感じているだけです。

「確かに、見える・聞こえるは現象かもしれないけれど、触るは違うんじゃない？」と反論する人もいるでしょう。ところが、触るという行為にも、実は実体はありません。触るということも、触覚が作り出す脳の産物と言えるのです。

先ほどもお話しした通り、物質はすべて、スカスカの原子からできています。スカスカなら触ったときにすり抜けそうなものですが、実際はすり抜けません。これは別に実体があるからではなくて、**原子同士が電気的、磁気的に反発し合っているだけ**なのです。

たとえば、この本。みなさんは本を持って読んでいるつもりかもしれませんが、実際は触っていません。本を構成する紙の原子と手の原子が、電気的・磁気的に反発し合い、その刺激が脳に伝わって、「触った感じ」がつくられているだけにすぎません。

「いくらスカスカだからって、原子核や電子は実在するものでしょ？」
と思うかもしれませんが、最近の研究では、原子核や電子もエネルギーの塊《かたまり》である
という見方がされ始めています。

これまで、実体があると思っていた世界はすべて、エネルギーの漂いにすぎない。

自分の立っている土台が崩されるような話ですが、ヨガで言うところの、
「森羅万象はすべて現象である」
という考え方が、あながち夢物語でないことが分かってもらえましたでしょうか？

ヨガの教え
7

世界に存在するあらゆるものは「現象」にすぎない

YOGA MANGA

夜中ラーメンへの引力

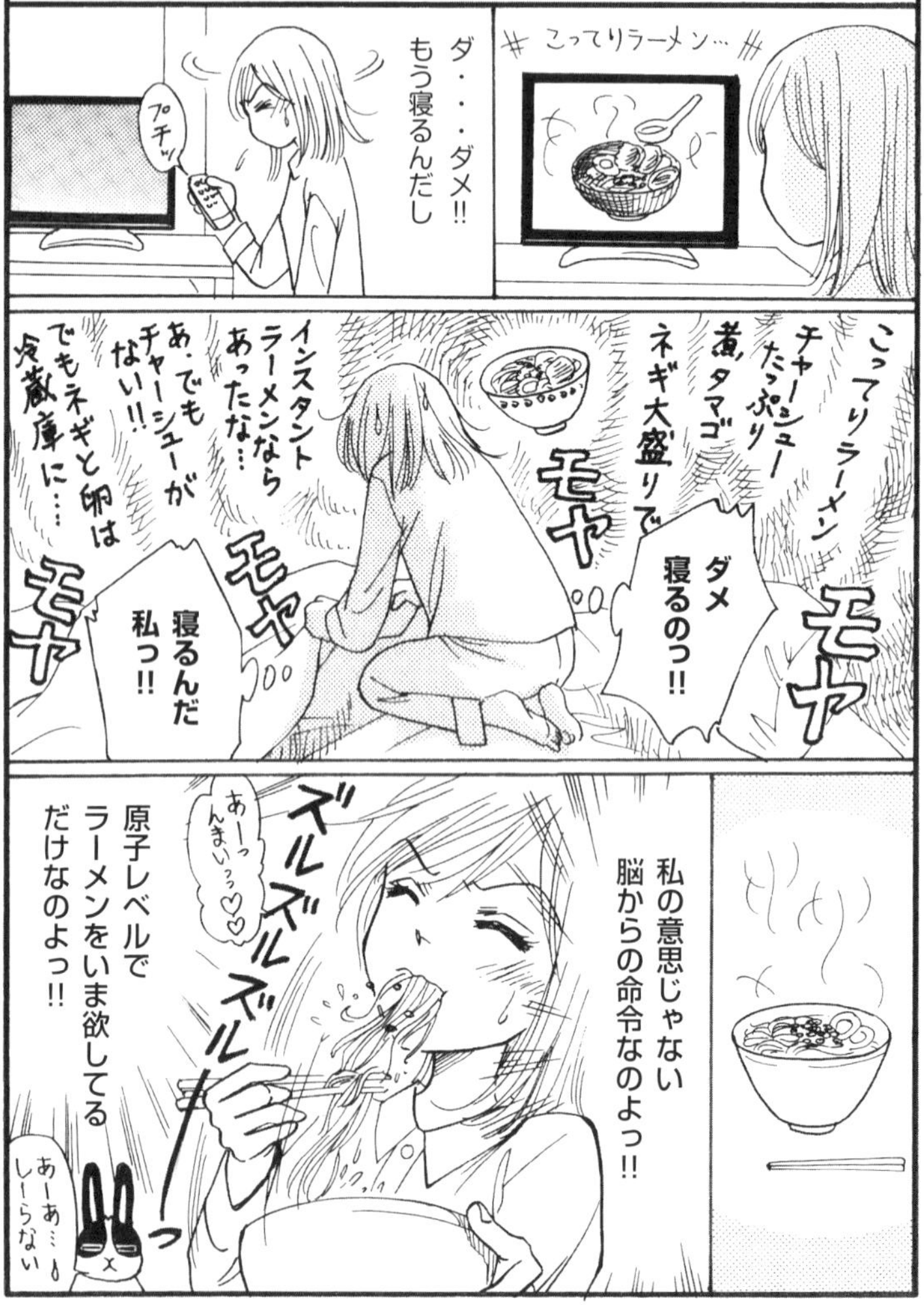
こってりラーメン…
ダ・・・ダメ!!
もう寝るんだし
プチッ
こってりラーメン
チャーシューたっぷり
煮タマゴ
ネギ大盛りで
モヤ
ダメ
寝るのっ!!
モヤ
インスタント
ラーメンなら
あったな…
あ、でも
チャーシューが
ない!!
でもネギと卵は
冷蔵庫に……
モヤ
寝るんだ
私っ!!
モヤ
私の意思じゃない
脳からの命令なのよっ!!
ズルズルズルーっ
あーっ
んまいっっ♡
原子レベルで
ラーメンをいま欲してる
だけなのよっ!!
あーあ…
しーらない

「引力」と「斥力」――宇宙をつくる2つの力

当たり前のことですが、私たち人間は生きています。そして、だいたいの人は、「私たち人間やその細胞は生物で、それを構成する分子や原子は物質だ」と思っています。

では、なぜ分子や原子という物質の寄せ集めである細胞や私たちが、生物でありえるのでしょう？　簡単なようですごく難しいこの問いですが、考えられる答えは２つあります。

まず、**「分子や原子で作られている細胞に、命の核のようなものが吹き込まれて生物になっている」**という考え方。

そして、もう一つが、**「分子や原子一つひとつが生き物」**だという考え方です。

難しい話になりそうなので、簡単な質問をしますね。

夜中に「お腹がすいたな、ラーメン食べたいな」と思ったとしましょう。このとき、

「お腹がすいた」「ラーメン食べたい」と欲しているのは、本当のところ誰だと思いますか？（笑）

実は、脳の視床下部《ししょうかぶ》にある「空腹中枢」という部分に電極を差し込んで刺激すると、悲しいかな私たちは、「お腹がすいた」と感じてしまうように設計されています。

私たちの心というのは、実のところそんな感じのもので、**自分で欲しているつもりでも、実は「身体からの神経刺激で、そう思わされているだけ」**だったりするのです。

これを突き詰めてみると、身体からの要求というのは、細胞レベルでの要求、たとえば「エネルギー源である糖質が欲しい」とかの衝動が根本にあり、さらにはそれらの細胞も、すべては分子レベルの法則に基づいて動いているだけ。

さらに突き詰めると、原子レベルの振る舞いで、私たちの「ラーメン食べたい」は説明できてしまうのです。

ですから、本当にラーメンを食べたかったのは、原子レベルからくる衝動だった、というところに行き着いてしまいます。

つまり、**東洋哲学的に言い切ってしまうと、原子も生き物だってこと**なのです。（笑）

このように、東洋では原子と細胞の間に境界線を引かず、そもそも分子も原子も、さらに細かい次元の素粒子や、その振る舞いを引き起こすエネルギーなんかも含めて、すべてが生命であり、精神的な側面を持っていると考えているのです。

実際、原子をはじめとする物質も、私たち人間の心の振る舞いも、**互いに引き合う「引力」と、遠ざけ合う「斥力《せきりょく》」だけで動いています。**物質のことは詳しくは書きませんが、量子論なんかを勉強していくと、この事実を知って驚きを隠せなくなります。

物質同様、私たちの心も、「引力」と「斥力」の2種類で動いています。

「明日、会社に行きたくないな～」（→会社と自分の斥力）

「秋に着るあのブランドの服が欲しいな～」（→ブランドの服と自分の引力）

「今日は思う存分、ビデオを見よう！」（→見たいビデオと自分の引力）

……などなど。

あらゆる心の働きが、この2つの力で説明できるのです。

このように、東洋では物質と生物とを区別せず、宇宙に存在するものすべてが同じ力＝プラーナ（気）で動いていると教えます（プラーナについては117ページ参照）。互いに近づいて一つになりたがる「引力」という欲求、そしてバラバラになって遠ざかりたがる「斥力」という欲求。

この宇宙に存在するあらゆるものが、その2つの欲求という波、プラーナ（気）という力で織り成された現象世界であり、そして、それらの実体はすべて「意識」という大海原である。

これがヨガのみならず、東洋全般に共通する考え方として、何千年も昔から語り継がれ、受け継がれてきた大切な理論なのです。

ヨガの教え
8

物質も私たちの心も身体も、大本はすべて欲求の波

すべてつながっている

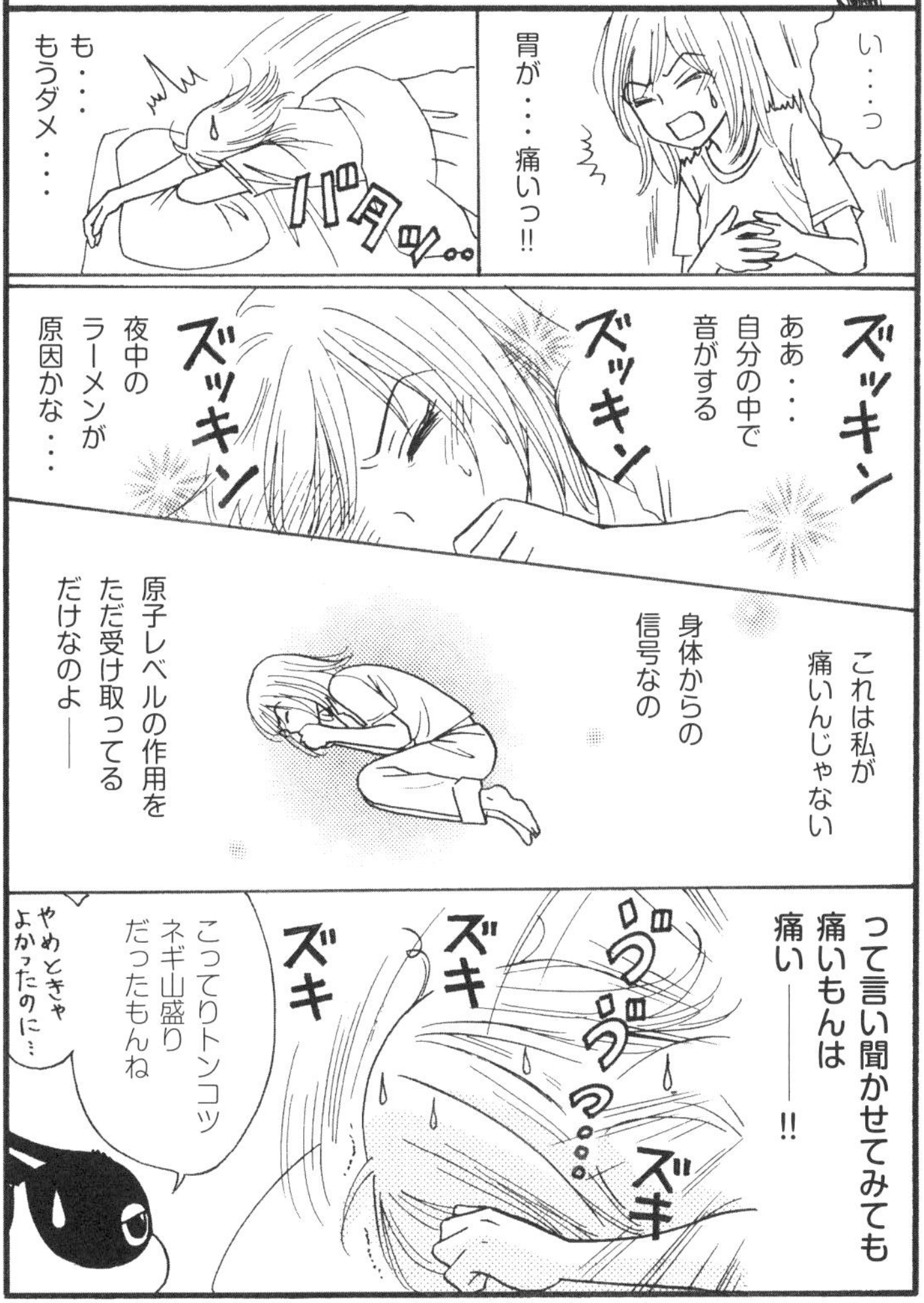
い・・・っ
胃が・・・痛いっ!!
バタッ…
も・・・もうダメ・・・
ズッキン
ああ・・・自分の中で音がする
ズッキン
夜中のラーメンが原因かな・・・
これは私が痛いんじゃない
身体からの信号なの
原子レベルの作用をただ受け取ってるだけなのよ――
って言い聞かせてみても痛いもんは痛い――!!
ぐぐっ…
ズキ
ズキ
ズキ
こってりトンコツネギ山盛りだったもんね
やめときゃよかったのに…

YOGA MANGA

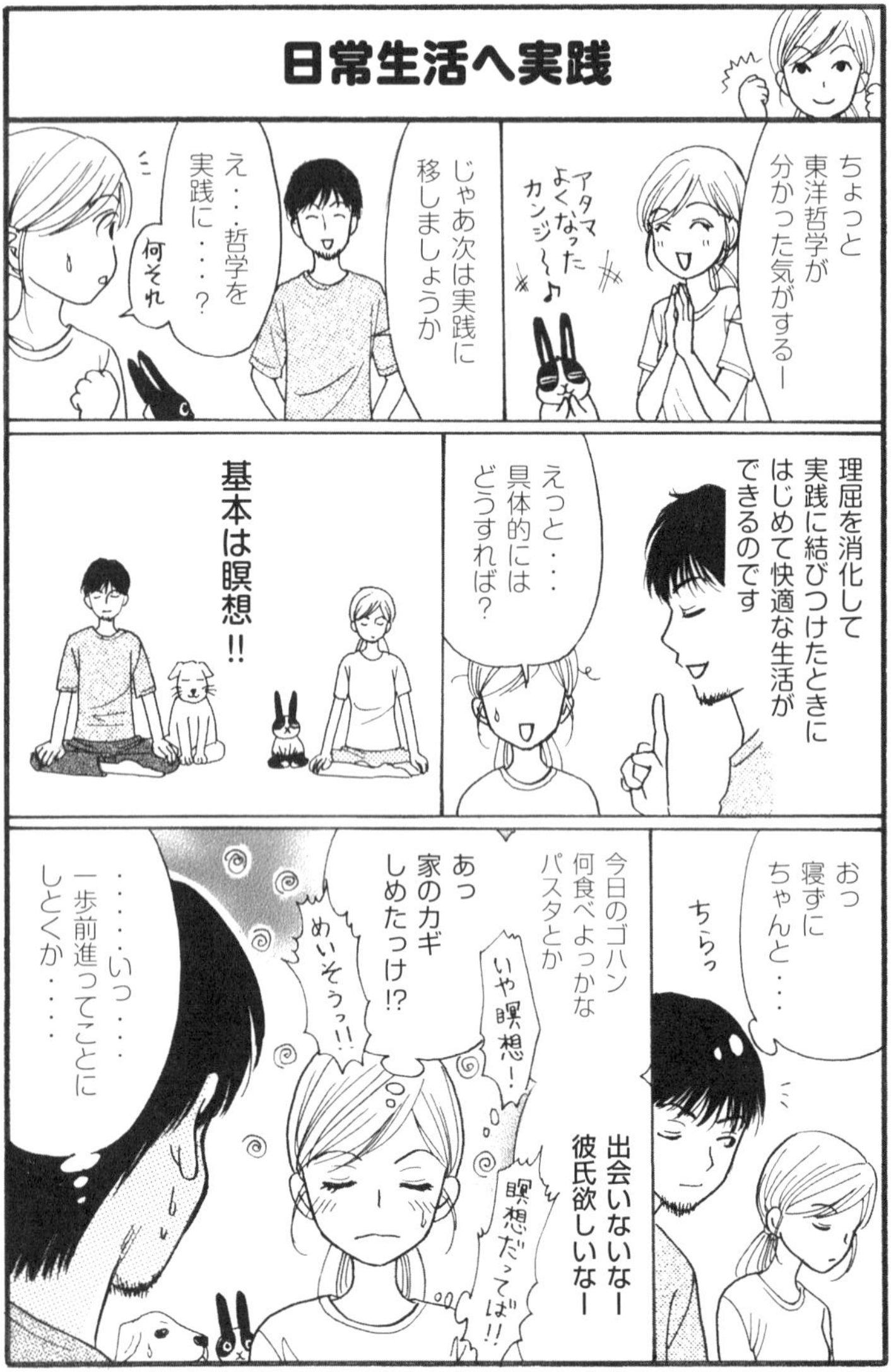
日常生活へ実践
ちょっと東洋哲学が分かった気がするー
アタマよくなったカンジ～♪
じゃあ次は実践に移しましょうか
え・・・哲学を実践に・・・？
何それ
理屈を消化して実践に結びつけたときにはじめて快適な生活ができるのです
えっと・・・具体的にはどうすれば？
基本は瞑想!!
おっ寝ずにちゃんと・・・
ちらっ
出会いないなー彼氏欲しいなー
今日のゴハン何食べよっかなパスタとか
いや瞑想！
あっ家のカギしめたっけ!?
めいそうっ!!
瞑想だってば!!
・・・・いっ・・・・一歩前進ってことにしとくか・・・・

東洋哲学は「理解」するより「実感」が大切

東洋哲学の根っことなる考え方を、無謀なくらい手短に説明してきましたが、いくらこの考えをていねいに学んだとしても、東洋では、

「それを頭で理解するだけじゃ無意味だよ！」

とダメ出ししてきます。

そんな理屈は、誰かに教えてもらったところで雑学以上の何ものでもなくて、何の足しにもなりやしない。**それを腑《ふ》に落とし、実感に結びつけたとき、はじめて日々の悩みや苦しみから解放され、快適な毎日を過ごすことができる**ようになる。

つまり、**東洋の哲学はすべて実践哲学**なのです。

だからヨガでは瞑想を勧め、仏教ではお経《きょう》としてその理屈を身体に摺《す》り込み、気功では公園なんかで毎朝欠かさず練習したりするわけです。

ただ、その道のりは決して簡単なものではありません。

たとえば瞑想では、一点への集中をしていると、最初のうちはどんな人も、心にざわめきが生まれてきます。明日の仕事のことが気になったり、ささいな悩み事を思い出したり……。どうでもいい出来事が、頭から離れなくなることもあるでしょう。

そうした心のざわめきを、ゆったりした気持ちでとらえていくと、だんだん、

「心の働きって、実は波なんだな～」

ということが、リアルに感じられるようになります。

心の働きにはいろいろなものがあり、じわりじわりと少しずつ大きくなったり、急に引いたり、突然大きくなったり。前項でもお話ししましたが、そうした心の波をつくり出しているのは、意外にも2つのシンプルな衝動にすぎません。

「引力」と「斥力」。この2種類のプラーナ（気）という波が複雑にからみ合い、さまざまな心の働きをつくり出している、ということが実感できるでしょう。

そして、もうちょっと瞑想を進めていくと、そうした心の働きが、実は「身体が発するさまざまな衝動」だということが感じられてきます。

たとえば、腰の痛み。じっと感じていると、だんだん腰の細胞一つひとつの悲鳴に思え、身体の司令塔に、非常事態の警笛を鳴らしていることが分かります。

身体の痛みが脳に伝えられると、脳が過去のひどくなったときの記憶を思い出し、それが身体をこわばらせ、そのこわばりの感覚が脳に伝えられると、さらに関連する記憶や感覚がよみがえる……。

こうしたフィードバックが繰り返されることで、気分や感情といった「私」を形成していく様子も実感できてきます。

こんなふうに、とてもニュートラルな視点で、感覚の世界を繊細に見守っていると、その世界の中では、自分の中にあるものも、外にあるものも、その二者があまり区別がないように感じられてきます。音が皮膚の外で鳴っているのか、それとも頭の中で鳴っているのか、皮膚で感じるものが実在するのかどうか……。

そうしたことがどうでもよくなってきて、「さまざまな刺激が、何かを求めて波打っている」ということを、ただ「意識」している状態へと没入します。

こうした感覚をリアルに持つことで、それまで当たり前のように持っていた、**「自分」と「自分以外のもの」との垣根《かきね》が取り払われ、「すべてのものが根底でつながっている」という実感が持てるようになってきます。**

そして、そういった感覚を持って生きていると、たとえば荷物を持っている左手が疲れたら、当たり前のように右手に持ち替えるように、誰かが困っていれば、当たり前のように手を差し伸べてあげる……といった感覚が自然に芽生えてきます。

このように、自と他を区別せず、あらゆるものが一つにつながり、その全体の中で自分が一部なんだという自覚を持って生き

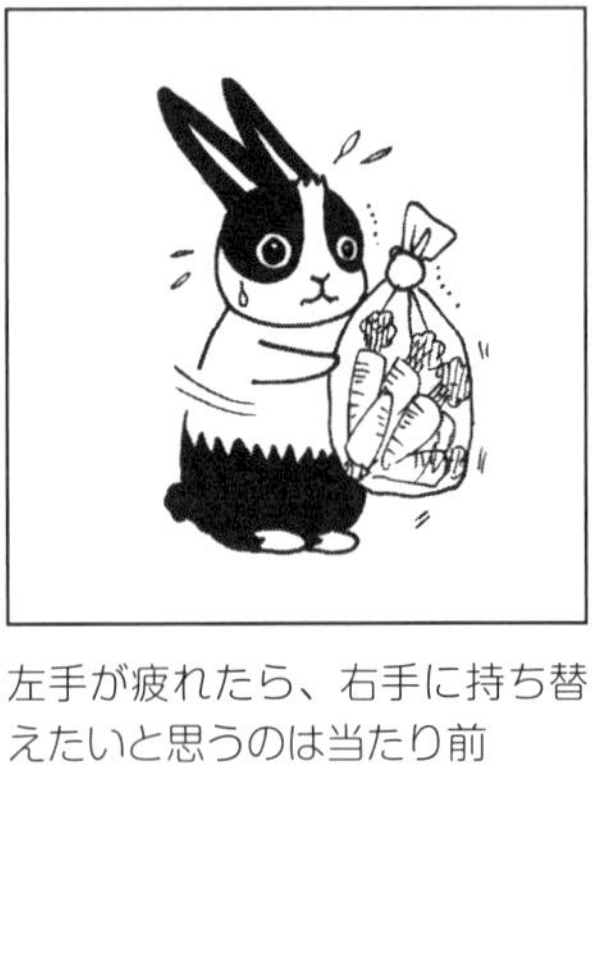

左手が疲れたら、右手に持ち替えたいと思うのは当たり前

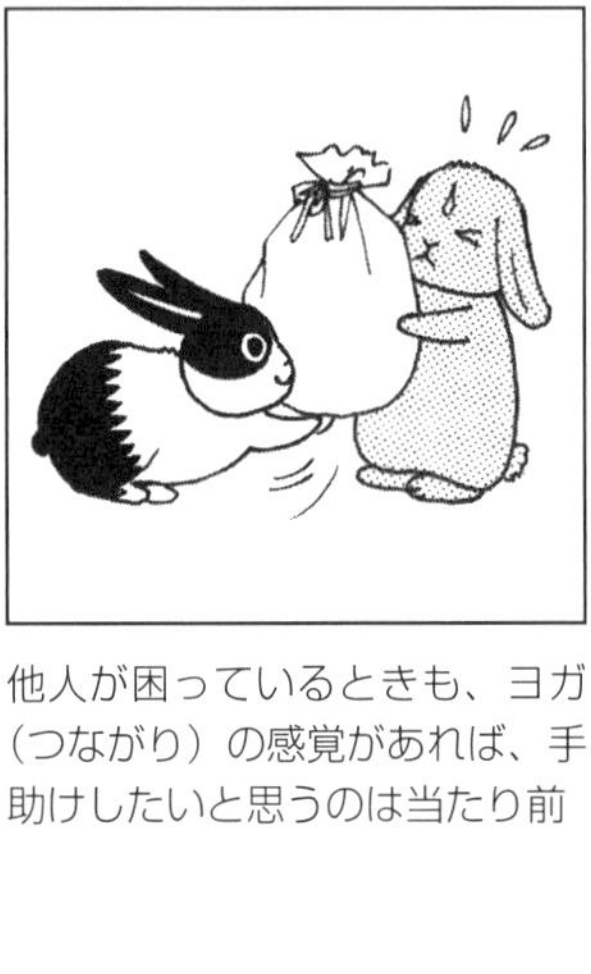

他人が困っているときも、ヨガ（つながり）の感覚があれば、手助けしたいと思うのは当たり前

ていると、**すべてのものを自分と同じくらい大切に思う気持ちが芽生え、平たく言えば、とても思いやりのある感覚が育《はぐく》まれていきます。**

これこそが、ヨガが最終的に目指す境地であり、私たちが抱える問題や苦痛を根本的に解消する、最も大切な感覚なのです。

ヨガの教え
9

すべてのものはワンピース＝一つにつながっている

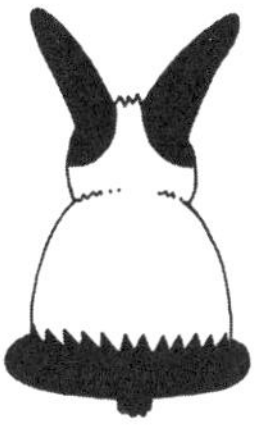

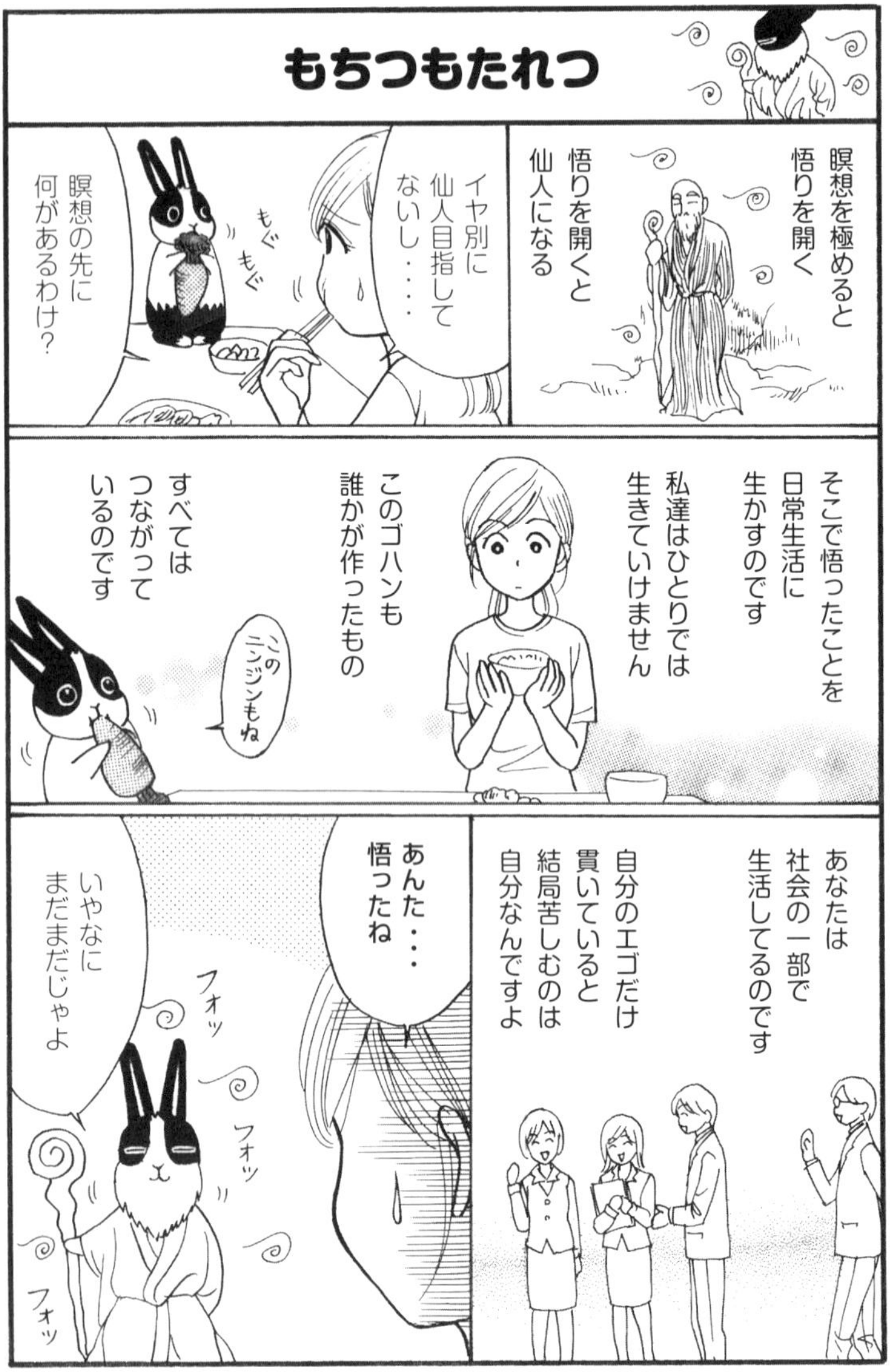
もちつもたれつ
瞑想を極めると悟りを開く
悟りを開くと仙人になる
イヤ別に仙人目指してないし・・・・
もぐもぐ
瞑想の先に何があるわけ？
そこで悟ったことを日常生活に生かすのです
私達はひとりでは生きていけません
このゴハンも誰かが作ったもの
このニンジンもね
すべてはつながっているのです
あなたは社会の一部で生活してるのです
自分のエゴだけ貫いていると結局苦しむのは自分なんですよ
あんた・・・悟ったね
いやなにまだまだじゃよ
フォッ
フォッ
フォッ

「究極の境地」とはどんな状態？

瞑想の深い境地の中、「自分」というものが深い次元で、さまざまなものとつながっている、という実感を得る。

ヨガでは、この究極の境地に至ることを、「神との合一」や「梵我一如《ぼんがいちにょ》」と呼ぶことがあります。もちろん、こういう言葉は方便なのですが、ここではその言葉の意味を紐解《ひもと》いてみましょう。

まず「神との合一」という言葉ですが、「神」という言葉は、あまりにいろいろなイメージがつきすぎていて、正確なところを理解するのが難しいのではないでしょうか。「神＝万能」、「神＝宇宙をつくった存在」などなど、人それぞれのイメージからなかなか離れられないものですから。

なので、私はヨガの哲学を説明するときに、なるべく「神」という言葉は使わないようにしています。

でも、「神」という言葉やその偶像を使うことには、実はとても大きな意義があります。恐らく、多くの人がこの第2章を血眼《ちまなこ》になって繰り返し読まれても、「意識」という概念や「ひとつながり」という感覚は、一朝一夕では理解しがたいものですよね？

にもかかわらず、**特定の神への信仰があれば、それらをたやすく「実感」に落とすことができる**のです。

たとえば、ヒンドゥー教のように、さまざまな神々を創造して名前をつけ、神話なんかを通して入念にキャラクター設定を行ない、イケメン化して目の前に描いて見せたうえで、「ただ無心にその神に祈りを捧《ささ》げなさい」と説けばいいわけです。

強い信仰心を持っている信者はきっと、**神との一体感を通して万物との一体感を感じるでしょうし、あらゆる存在を敬って感謝したり、互いに思いやる気持ちを育んだりすることができる**ようになります。

頭での理解を通り越して、感覚的な実感を優先するという戦略です。

ただ宗教という枠組みは、哲学的な理解を省略することが多いので、歴史的に見て、他の宗教をバッシングし、争いに発展する傾向が否めませんが……。

一方の「梵」という言葉は、サンスクリット語で「ブラフマン」（マンがついているからといって、人の形をしているわけではありませんよ）と言って、やはり神と同じものを表していますが、人格化はされていません。

これまでの流れからいけば、「梵」とは「海水」になります。さまざまな現象や心の働きが「波」だとしたら、それがなくなったときにある「海水」こそが「梵」です。

ヨガの先人たちは、深い瞑想の中で心の働きが止まっても、なお残る「意識」を感じ、それを「梵」と名づけたのです。**「梵我一如」とは、自分の中の「意識」と大海原としての「意識」が渾然一体《こんぜんいったい》となった状態、**とでも説明すればよいでしょうか。

こういった説明をすると、よくこう質問する方がいます。

「じゃあ、究極の境地って、人間離れした状態じゃないの？」

確かに、私もかつてはそんな仙人のような姿に憧《あこが》れて、無茶な行《ぎょう》に明け暮れたり、偏った哲学勉強をしまくったりしたこともありました。

そういった取り組みをする中で気づいたのは、

「一般社会の中でこそ、ヨガは実践されるべき」

という、ごくごく普通の思想です。
要は、自分だけが究極の境地に至ったり、超人的な状態になったりすればよいのではなく、「そこで悟ったこと、得たものを実生活の中に還元してこそ、意味が出てくる」ということです。

実際問題、私たちは一人で生きていくことはできません。たとえ誰かの世話にならなくても、食べなければ死んでしまう以上、動物や植物なくして生きることは不可能です。

「持ちつ持たれつ」「情けは人の為《ため》ならず」という言葉がありますが、自分の幸せだけを追求していては、誰もその幸せに力を貸してくれず、結果として不幸が訪れるだけ。

そうした視点で「ヨガの究極の境地」を眺めてみると、宇宙の一部といった大げさな感覚ではなくて、家族や会社、社会といった、自分より少し大きな枠組みの中で、その一部である自分を悟り、その中で自分の「分」を精いっぱい果たして生きていくことの大切さに気づくことでしょう。

自分のエゴだけを貫くために、ひとりよがりで浮世離れした生き方をしていては、現実社会で生活していくことはできません。

会社員が自分のやりたいことだけやっていては、会社の儲《もう》けにつながらず、不要社員のレッテルを貼《は》られてしまうように、また大衆に受け入れられない芸術家が食べていけないように、どんな生き方をしようとも、現実から切り離された生き方をするのは不可能です。

ヨガを突き詰めていくプロセスで、一時的に浮世離れした感覚に陥る可能性はありますが、やがては日常生活の中に、ヨガの考え方を生かすことができるようになってくる。私はそう信じたいし、そこを目指したいと思っています。

ヨガの教え
10

ヨガは現実社会の中で生かしてこそ意味がある

『十牛図』に見るヨガ哲学の結論

『十牛図《じゅうぎゅうず》』とは、禅において究極の境地に至るまでの過程を、10枚の絵で表したもので、ヨガを深めていくプロセスをその絵から汲《く》み取ることができます。

「牛」とは本当の自分や悟りの境地を表すたとえで、それを求めて旅する牧人《ぼくじん》を通して、禅の深まりを表現しようとしています。それでは実際に10枚の図を見ながら、瞑想の行が進み、深まっていく過程を見ていきましょう。

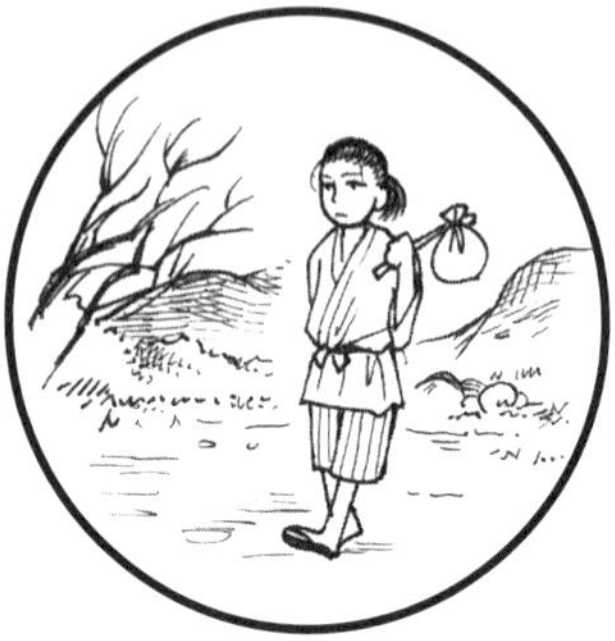

①「尋牛」（じんぎゅう）牛を探す旅に出る

牧人が「牛」（本当の自分）を探す旅に出る姿が描かれています。どこに行けばいいかも分からず、さまよっている状態です。

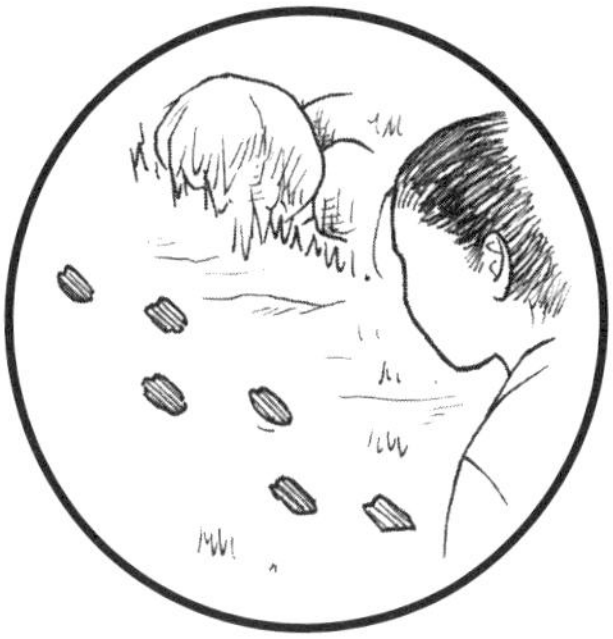

② 「見跡」（けんせき）　牛を見つける手がかりを得る

牧人が「牛」の足跡を見つける姿が描かれています。本当の自分を見つけ出すためには、先人たちが残してきた文献や教えをないがしろにしてはいけません。先人の文献や師の教えを辿《たど》ることが大切です。

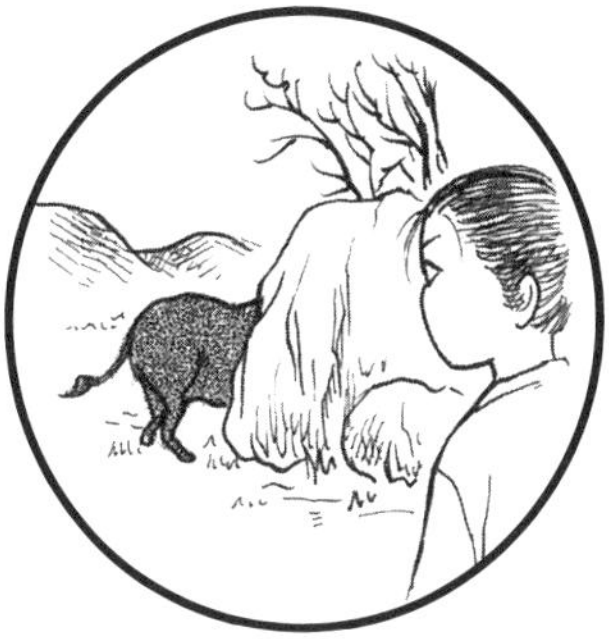

③ 「見牛」（けんぎゅう）　牛を見つける

牧人は「牛」を見つけることができました。といっても全体像ではなく、一部ですが……。瞑想の段階でいえば、調子のよいときに、ちらっと「本当の自分」が垣間《かいま》見えたような状態です。

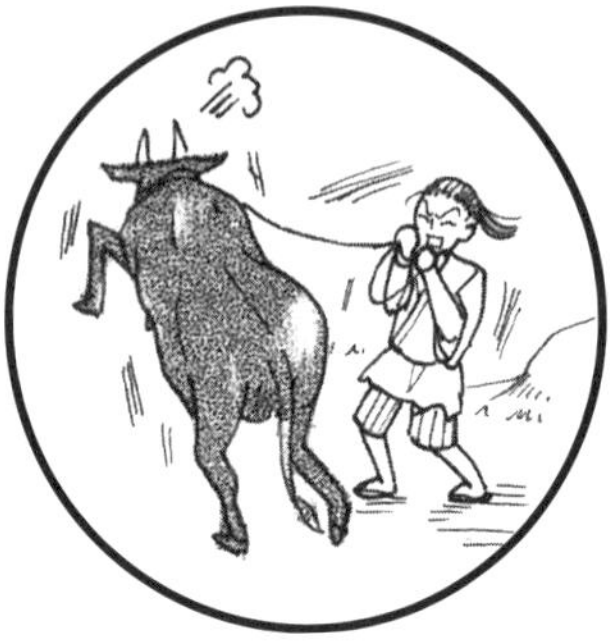

④「得牛」（とくぎゅう）　牛を捕らえる

牧人は「牛」を捕まえ、必死にコントロールしようとしています。瞑想が深まり、「本当の自分」を実感できているのですが、少し気を抜くと、すぐにその状態ではなくなってしまいます。「心」という暴れん坊を、必死になだめている段階です。

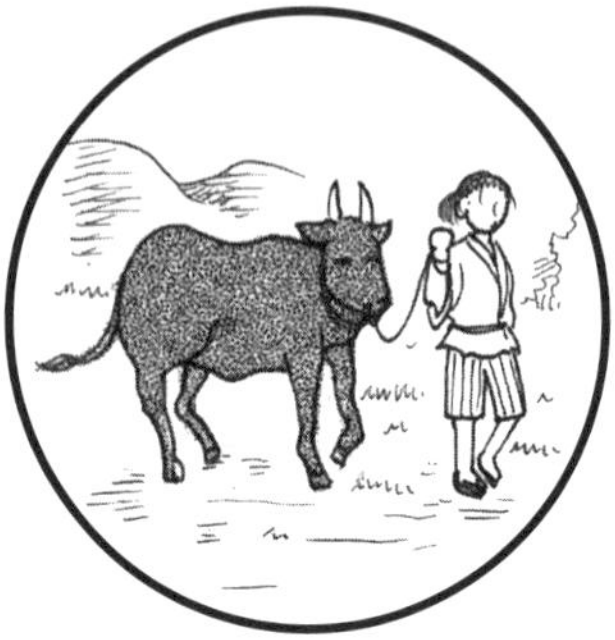

⑤「牧牛」（ぼくぎゅう）　牛とともに歩く

牧人が「牛」の手綱を持って、ゆったり歩いています。徐々に「牛」との一体感が出てきました。前のように必死にコントロールしなくても、瞑想の境地を保てるようになっています。「本当の自分」との一体感が出てきました。

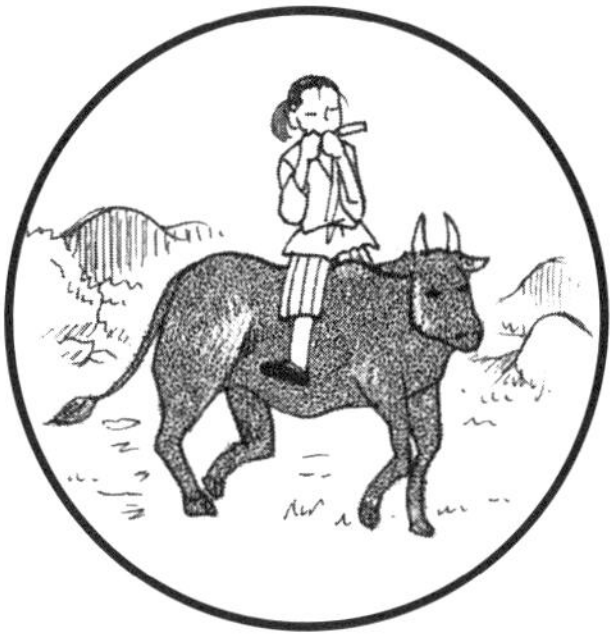

⑥「騎牛帰家」（きぎゅうきか）

牛に乗って家に帰る

牧人が牛に乗ってのん気に横笛を吹き、一緒に家路についています。「牛」と牧人は完璧《かんぺき》に一体となっています。心を一切コントロールしなくても、本当の自分に還《かえ》ることができる状態です。ただし、まだ終わりではありません。

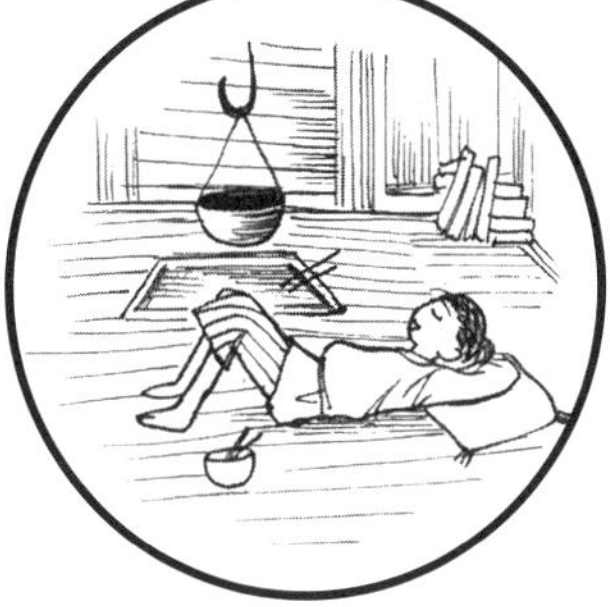

⑦「忘牛存人」（ぼうぎゅうぞんにん）

自宅で牛のことを忘れる

牧人は自宅でくつろいでいます。牛は描かれていません。先ほどの絵で、自然にではあるものの、心の中に残っていた「本当の自分」や「悟り」といった状態に対する執着も今は心になく、ありのままでいることができている状態です。

⑧「人牛倶忘」（にんぎゅうぐぼう）完全に空っぽになる

この図には何も描かれていません。「本当の自分」や「悟り」に対する執着さえ手放したとき、座して瞑想を行なうと、自然と心が空っぽになります。本当の自分と出会っているという自覚さえなく、ただただ深い静寂に満たされます。

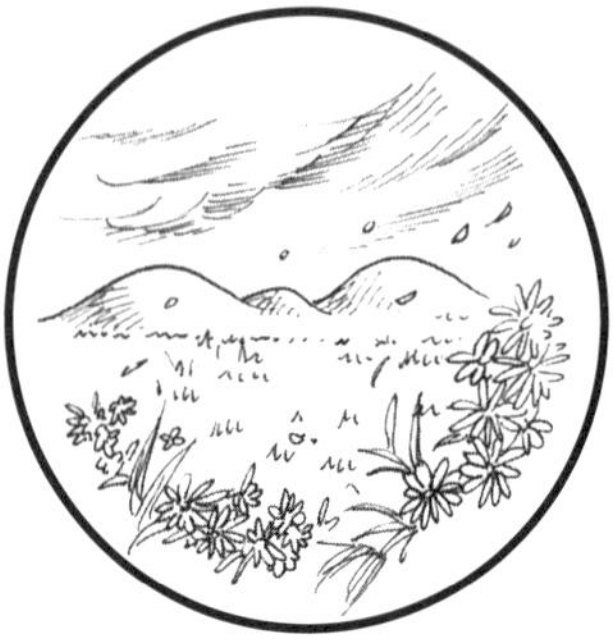

⑨「返本還源」（へんぽんげんげん）自然に還る

深い深い瞑想を終えて現実の世界に戻ってくると、そこには自と他の区別がない、美しい自然の営みが心に飛び込んできます。皮膚の内側も外側もなく、平等に波が漂い、それをただ優しく見守っている意識があります。

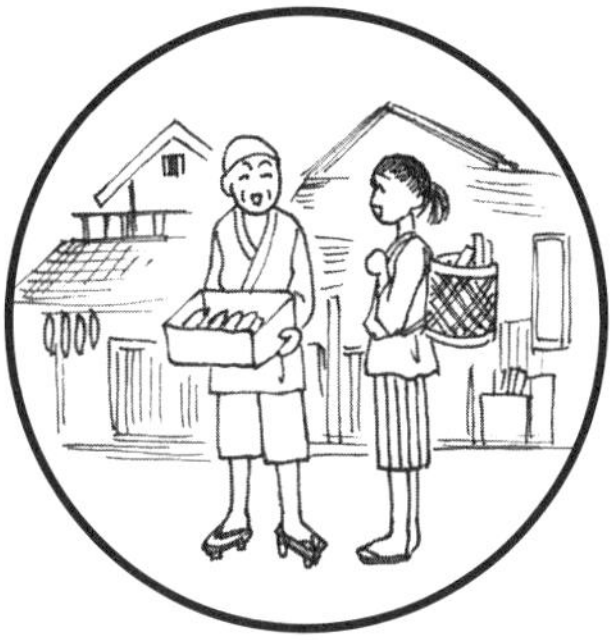

⑩「入廛垂手」（にってんすいしゅ）普段の暮らしに戻る

町に出て、人と普通に暮らしている状態が描かれています。他人のことをわがことのように大切に思い、ただ欲するがままにナチュラルに生きていると、結果としてそれが周囲の役に立つ。究極の状態を経て日常生活に戻り、そこで多くの人の役に立っている。それをたった10枚の絵で伝える十牛図の素晴らしさが、この10枚目の絵に集約されていると、私は感じています。

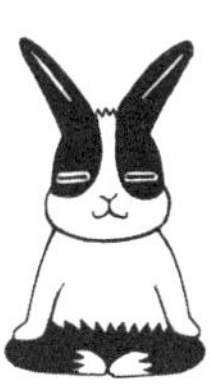

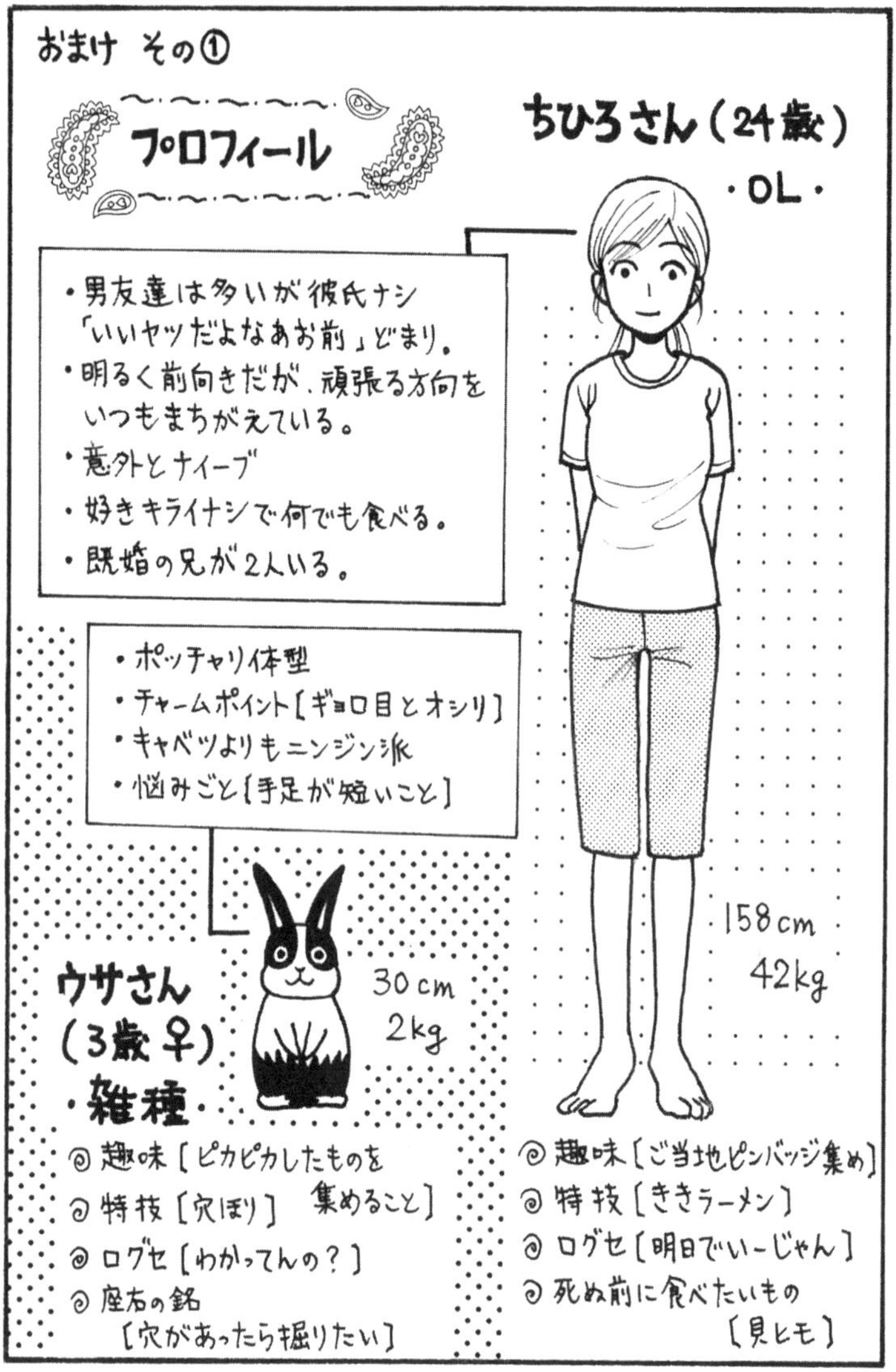
おまけ その①
プロフィール
ちひろさん（24歳）
・OL・
・男友達は多いが彼氏ナシ
「いいヤツだよなあお前」どまり。
・明るく前向きだが、頑張る方向を
いつもまちがえている。
・意外とナイーブ
・好きキライナシで何でも食べる。
・既婚の兄が2人いる。
・ポッチャリ体型
・チャームポイント［ギョロ目とオシリ］
・キャベツよりもニンジン派
・悩みごと［手足が短いこと］
ウサさん
（3歳♀）
・雑種・
30cm
2kg
158cm
42kg
◎趣味［ピカピカしたものを集めること］
◎特技［穴ほり］
◎ログセ［わかってんの？］
◎座右の銘
［穴があったら掘りたい］
◎趣味［ご当地ピンバッジ集め］
◎特技［ききラーメン］
◎ログセ［明日でいーじゃん］
◎死ぬ前に食べたいもの
［貝ヒモ］

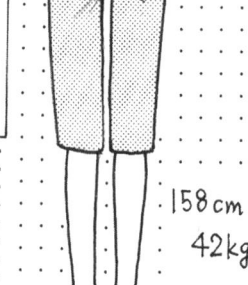

第3章
「心」を調整しよう

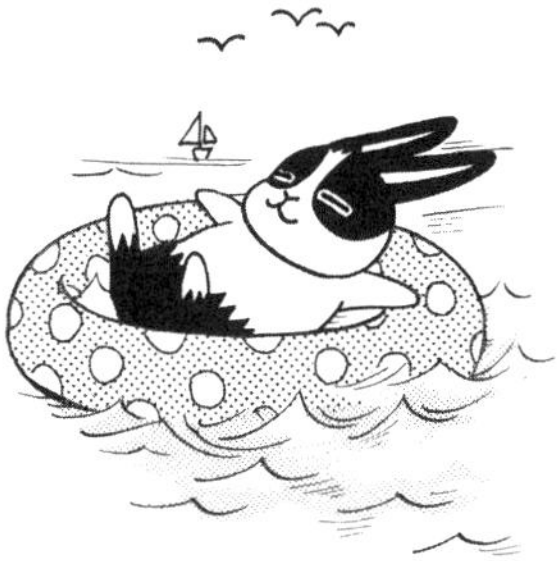

瞑想ヨガの基本は『八支則』

ヨガを実践するうえで、最も難しいのが「心」の調整です。

身体《からだ》を動かすポーズなら、先生にどこができていないか指摘してもらったり、形を直してもらったりできますよね。

でも、心は目に見えないし、触れられないもの。だから手本を見ることもできないし、間違っていても修正してもらうことすらできない。そんな中で、どうすればヨガが目指す心の状態に近づいていけるのか、実に悩ましいところです。

確かに、瞑想《めいそう》の行ない方としては、

「炎をじっと見て、その残像をまぶたに思い描きましょう」

「瞑想が深まる図形をながめましょう」

「下腹の奥をただ感じておきましょう」

などをよく耳にしたりしますが、結局のところ、それを通して何をやろうとしているのか、どんな心の状態でそれを行なえばいいのか、まったくもって、ちんぷんかんぷん！っていう人も多いのではないでしょうか。

実際、私もいろいろなことを実践してきましたが、その過程で、かえって心の調子を損ねたりなんかの失敗は日常茶飯事。ただ逆に、そんな失敗があったからこそ、「瞑想の本質を知りたい。そのために、心の中で何をすればよいかを知りたい」という気持ちが強くなったんだと思います。そして、そんな中で出合った『柔《やわら》』の心こそが、瞑想を深めるうえで不可欠だと私は思っています。（詳しくは99ページ参照）

そのことを理解するためにも、まずは『**八支則**《はっしそく》』と呼ばれる瞑想の手順を知ることから始めましょう。

『八支則』とは、ヨガスートラの中で紹介されている**「瞑想を深めるための最も古典的な手順」**のことで、①**禁戒（ヤマ）**、②**勧戒（ニヤマ）**、③**座法（アーサナ）**、④**調気（プラーナーヤーマ）**、⑤**制感（プラティアハーラ）**、⑥**集中（ダラーナ）**、⑦**瞑想（ディアーナ）**、⑧**三昧（サマディー）**の8つのステップからなります。

これは、次のページの図を見ていただくと分かりやすいと思います。

まず日常生活の心得として、あまり行なわないほうがよい**「禁戒」**と、やったほうがよい**「勧戒」**があり、そのうえで理想的な姿勢をとり（**「座法」**）、呼吸を調え（**「調気」**）、感覚を調整し（**「制感」**）、**「集中」**、**「瞑想」**、**「三昧」**という3段階の心の調整を行なう、というものです。この8つのステップを順に進めていくことで、瞑想を深められるのです。

次項から、これらについて、ひとつずつ説明していきましょう。

ヨガの教え
11

瞑想は、8つのステップを通して深められる

八支則
⑥集中→⑦瞑想→⑧三昧
⑤制感
④調気
③座法
①禁戒
②勧戒

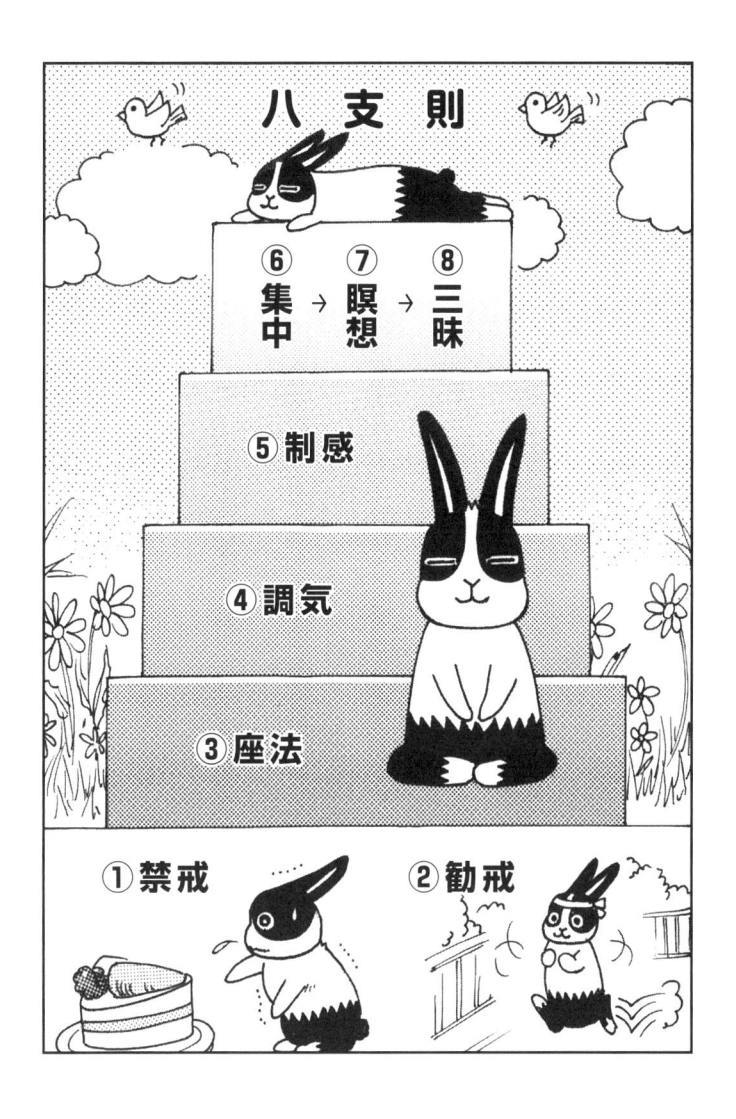

日常生活で気をつけること

毎日1時間瞑想したとしても、それ以外の時間をすべて瞑想から遠ざかるような心で過ごしていては、いくら瞑想を深めようと躍起になっても深まるわけがありません。

瞑想を行なっていない日常の場面で、いかに心を乱さない生活を心がけるかが、瞑想を深める第一歩なのです。あまりストイックに考えなくていいですが、少し気にとめて心がけられたらいいですね。

1 禁戒（ヤマ）

心の平安を保つために、日常生活の中で、なるべく控えたほうがいいこと。もし破りそうになったら、数分間、深呼吸してワンテンポおくだけでもOKです。

1 暴力をふるわない
（アヒンサー）

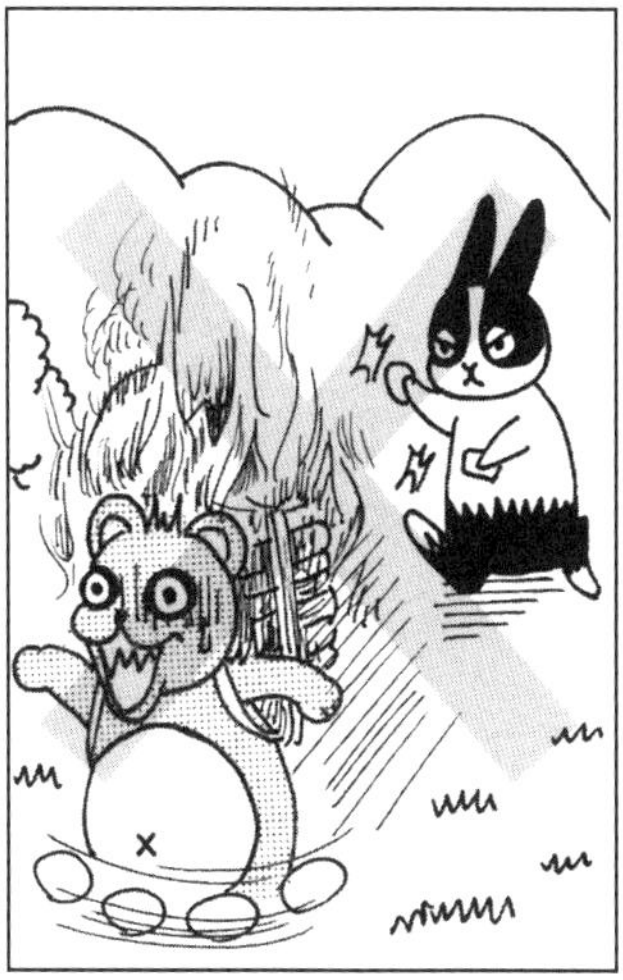

殴る、蹴《け》るといった身体の暴力はもちろん、言葉の暴力や態度の暴力も避けたほうがいいという教え。暴力をふるってしまったことを後悔したり、自己嫌悪に陥ったり、往々にして傷つけた相手から報復されたり……。結果として、瞑想的な心から遠ざかってしまいます。

2 うそをつかない
（サティア）

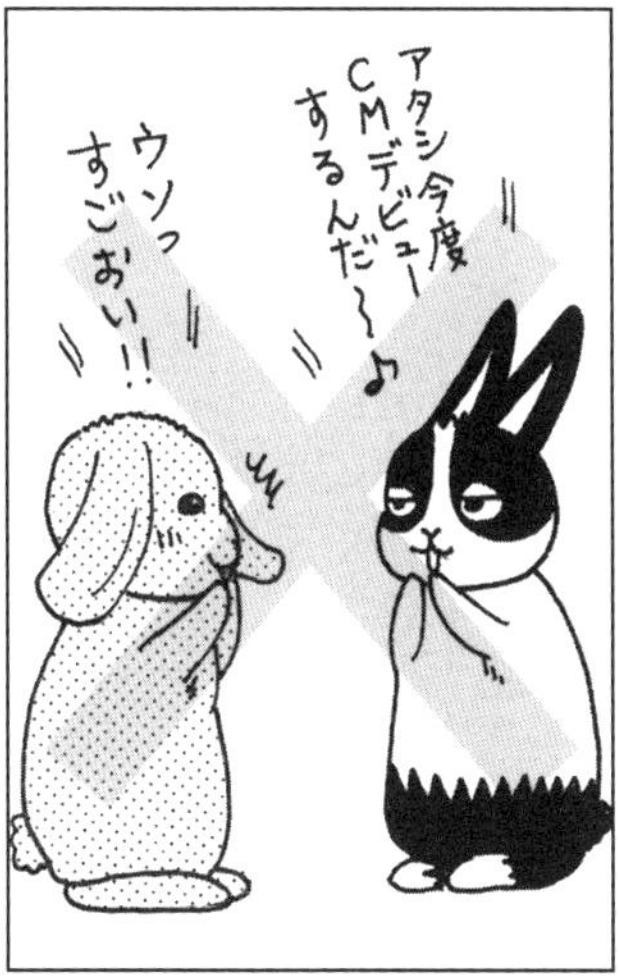
アタシ今度
CMデビュー
するんだ〜♪
ウソっ
すごおい!!

知らないことを見えや利益のために知ったふりをしたり、うその経験を熱く語ったり、誰にも言えない秘密があったり……。ひとつのうそは別のうそを呼び、言動すべてが不自然になって心が乱れ､緊張が生まれます。

3 盗まない
（アスティア）

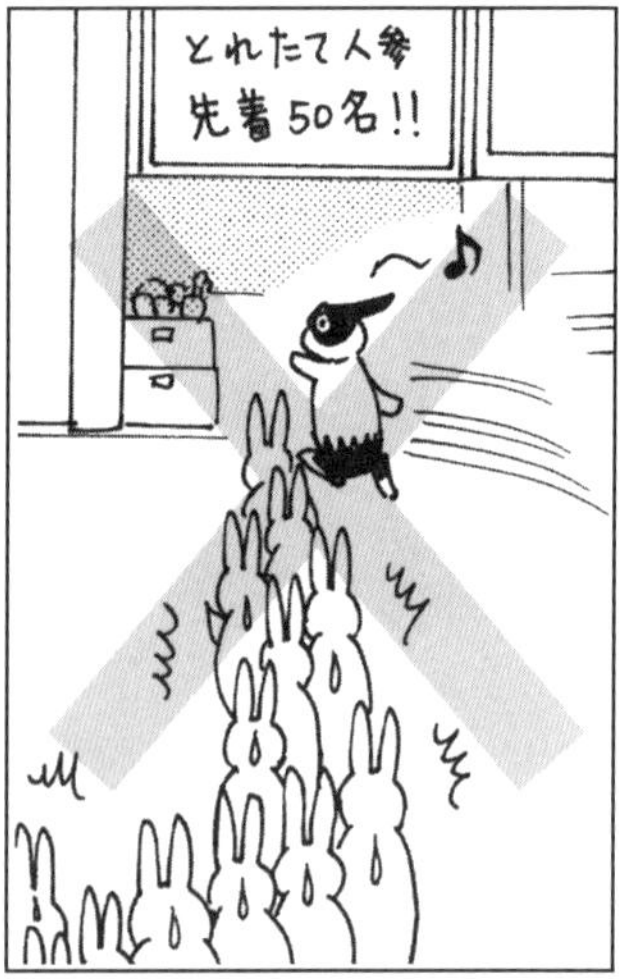

お金や物を盗むだけでなく、他人の不利益や迷惑、犠牲と引き換えに得をしようという、自分本位な言動は避けたほうがいいとする教え。待ち合わせの時間に遅れたり、行列に割り込んだりといった、人の時間を奪うような行為もこれに含まれます。

4 エネルギーのムダ遣いをしない
（ブラフマチャリア）

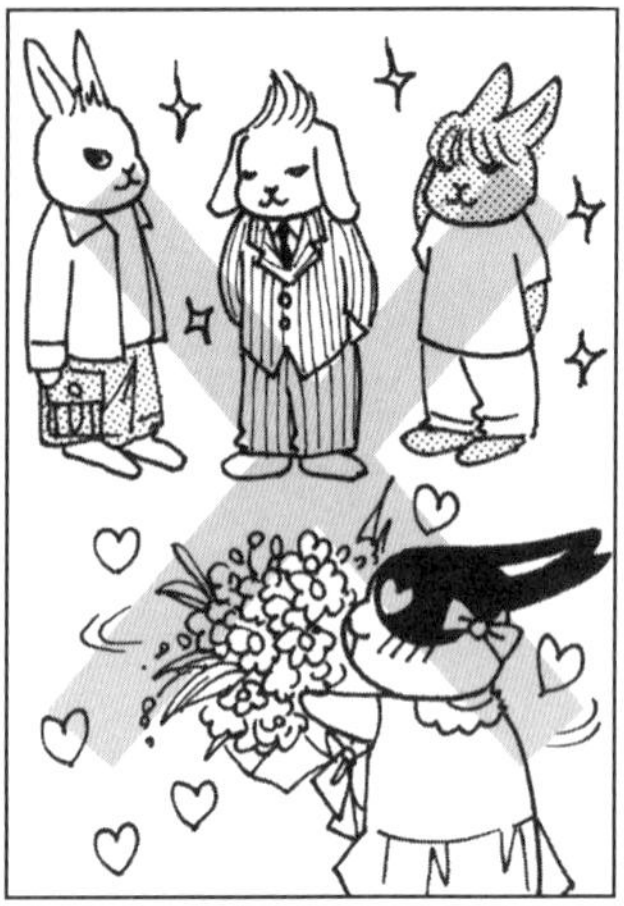

よく「禁欲」と訳され、浮気やむやみに性欲を貪《むさぼ》らないことと解説されることもありますが、本来の意味は、「“本当の自分”を心に抱いて生きる」という意味。意訳すると、「利己的な欲を不用意に満たそうとするのは避ける」ということです。

5

貪らない
（アパリグラハ）

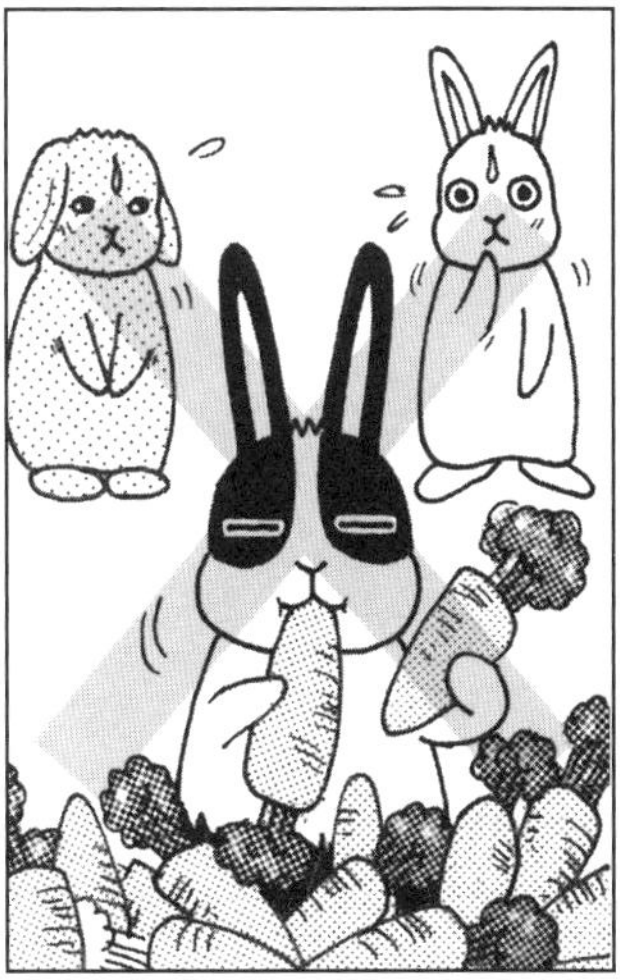

程度を超えて欲に溺《おぼ》れてしまわぬようにという教え。とりわけ、何かを過剰に所有しないように勧めています。何でもかんでも自分のものにしてしまおうとする心は、それが手に入っても入らなくても、結果として心を乱すことにつながるからです。

2 勧戒（ニヤマ）

心の平安を保つために、日常生活の中で、積極的に行なったほうがよいこと。実践できそうなものから順に取り組めば、いい変化が心身に表れて、その他も実践しやすくなります。マイペースで気長に行なっていきましょう。

1

心身をきれいに保つ（シャウチャー）

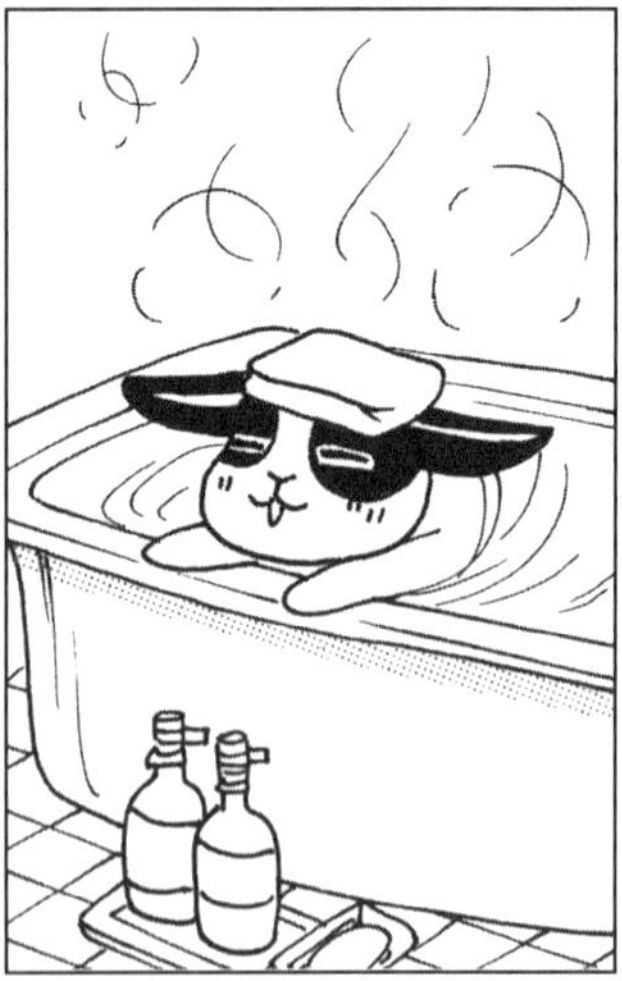

入浴や歯磨きなど、身体を外面的にきれいにするだけでなく、内面的にもきれいにしようということ。方法としては、浣腸《かんちょう》による腸の洗浄や、断食による消化管の浄化などが挙げられています。

2
足りたるを知る
（サントーシャ）

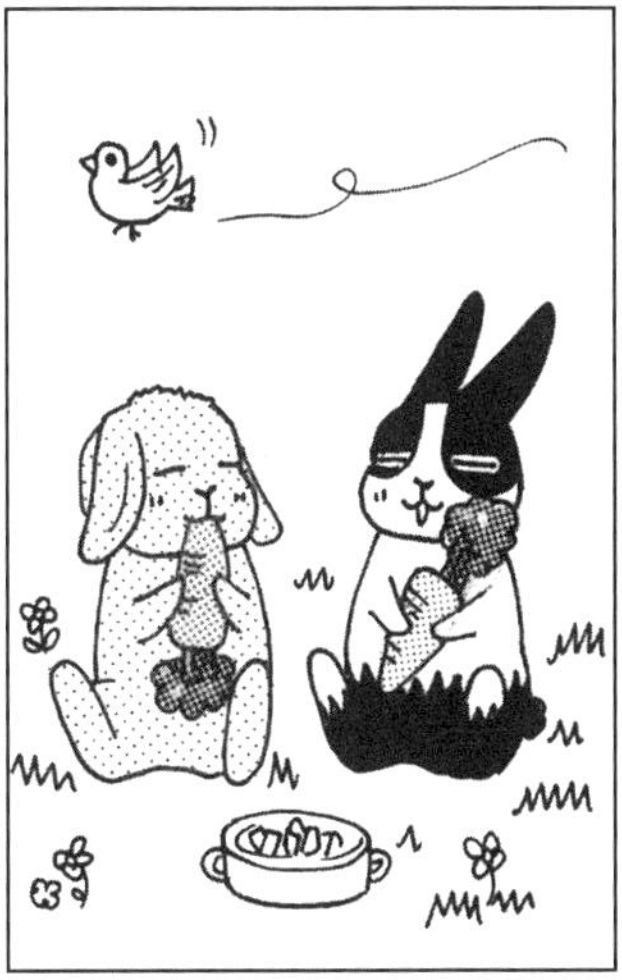

今ここにあるもので満足する心を持つこと。普段の私たちは、「ないもの」ばかりに目を向けて、妬《ねた》んだり羨《うらや》んだりする傾向が強く、結果として心を乱しがち。「あるもの」のありがたさを再認識することで、とても満ち足りた気持ちが深まります。

3
自分を苦しい環境に追い込む
（タパス）

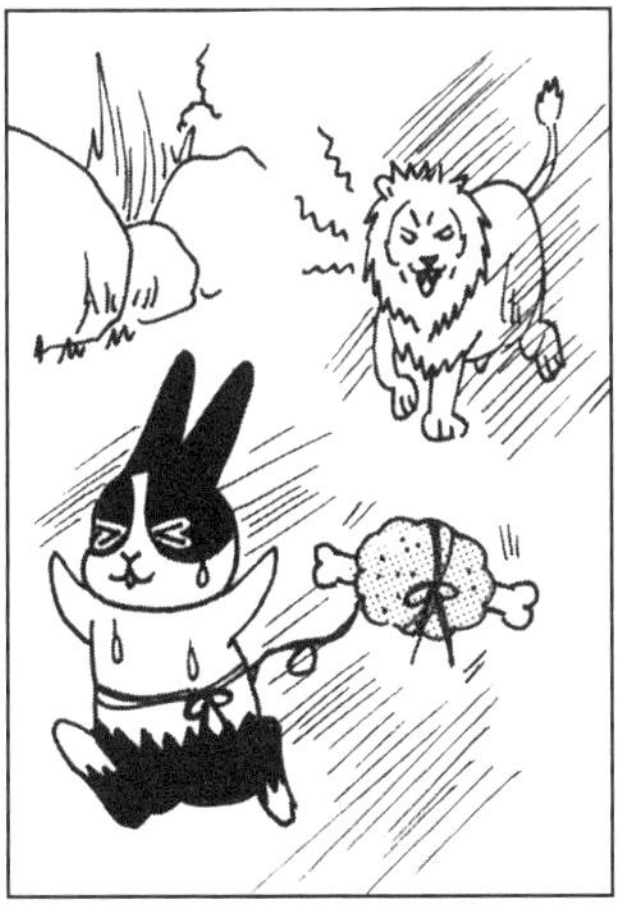

自分に不都合な状況や苦痛を、受け入れる強さを持とうという教え。さまざまな苦痛を頭ごなしに否定するのではなく、それらを優しい気持ちで見守ることで、苦痛の中でも心穏やかに過ごせるようになります。

4 心を調える働きを持つ書物を読む（スヴァディアーヤ）

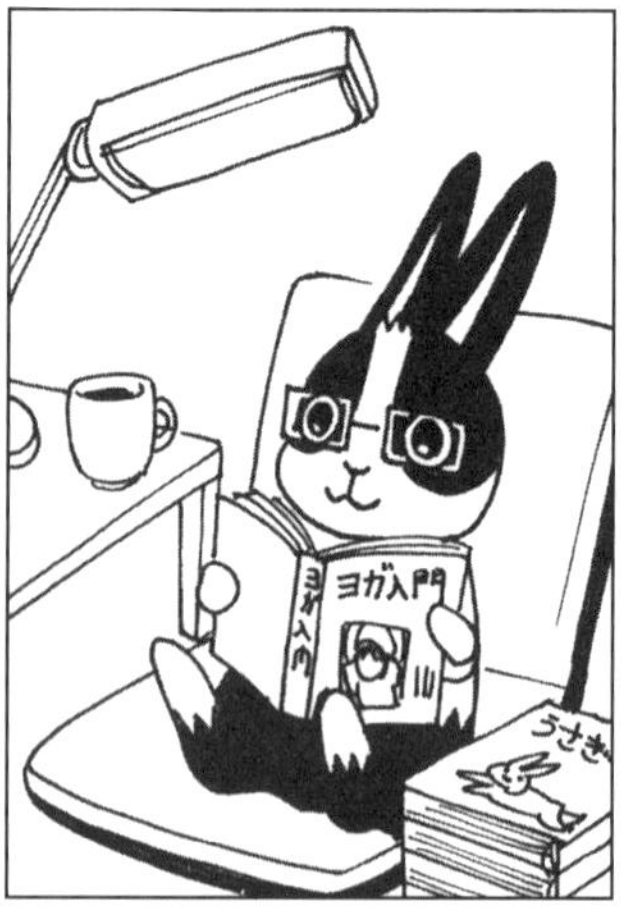

本来は「お経《きょう》を読む」という意味ですが、現代では、自分の心をよりよい方向に導いてくれたり、癒《いや》してくれたりする本を読む……というふうに解釈すればよいでしょう。毎日繰り返しそれを読むことで、少しずつながらも心の軌道修正を行なうことができます。

5 献身的な心を持つ（イシュヴァラ・プラニダーナ）

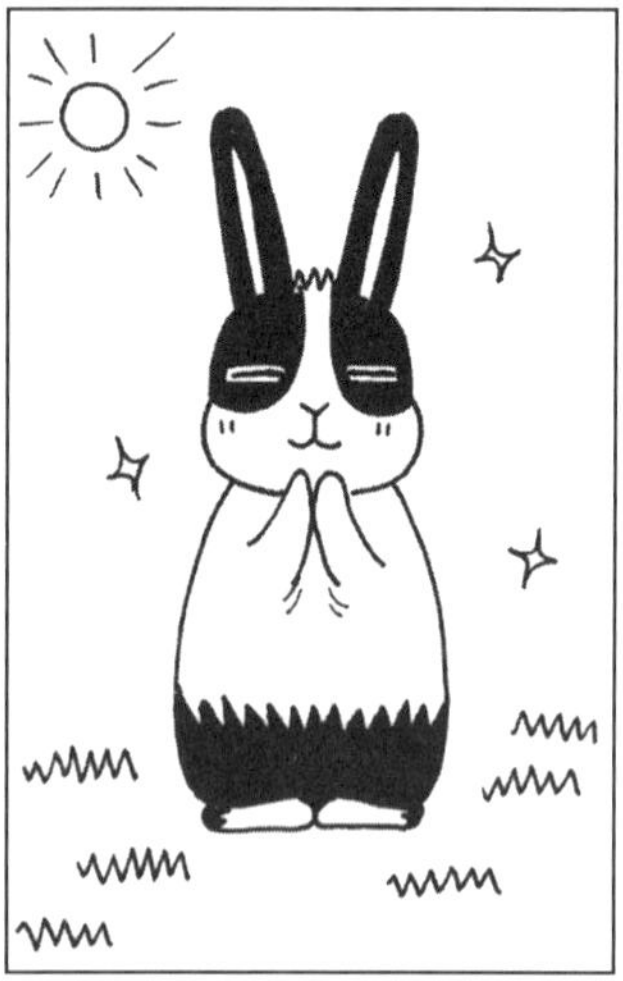

本来は「神様への祈り」という意味ですが、無宗教の方が多い現代日本では、自分以外の助けがあって「生きる」ことができていることに感謝の気持ちを持ち、万物に対して献身的な心を持って生きていこう……と解釈するとよいと思います。

瞑想のための下準備

第3ステップ以降は、日常生活から切り離されたところで特別な時間をとり、段階的に瞑想を深めていきます。が、いきなり本丸である「心の調整」を行なうのではなく、まずはその下準備として、「姿勢、呼吸、感覚を見直す」ステップが入ります。

3 座法（アーサナ）

瞑想に適した理想的な姿勢で座ること（詳しくは第5章参照）。姿勢は、瞑想のスタートラインとしてとても大切な要素。姿勢のつくり方次第で、呼吸や心の状態が決まってしまうと言っても過言ではありません。

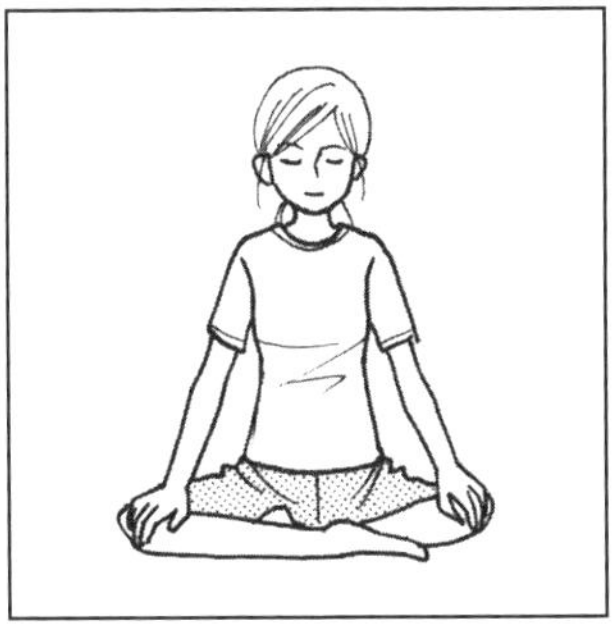

4 調気（プラーナーヤーマ）

息の流れをコントロールするステップ（詳しくは第4章参照）。心を落ち着かせて瞑想状態に至るには、呼吸がゆったりと穏やかである必要があります。呼吸を通して全身の気に働きかけ、心を間接的に調えていくのです。

5 制感（プラティアハーラ）

感覚をコントロールするステップ。私たちの心は五感と大きく関係します。さまざまな欲望は五感の変化から引き起こされるので、五感を鎮《しず》めることによって、心の調整を側面から助けます。

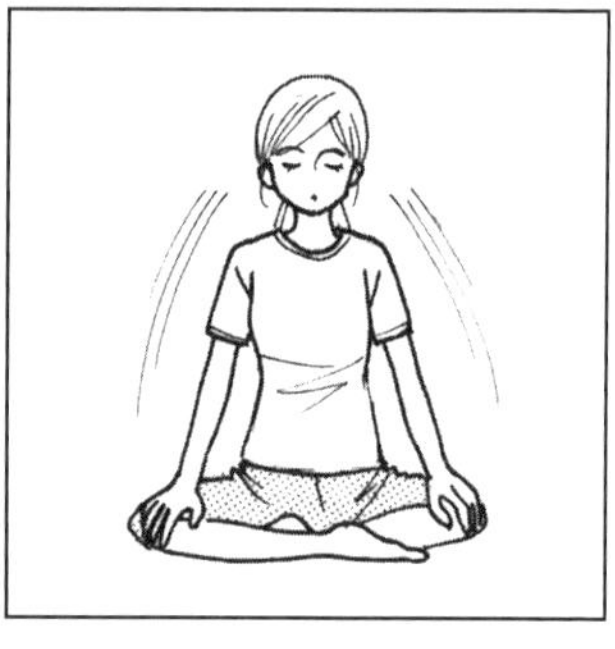

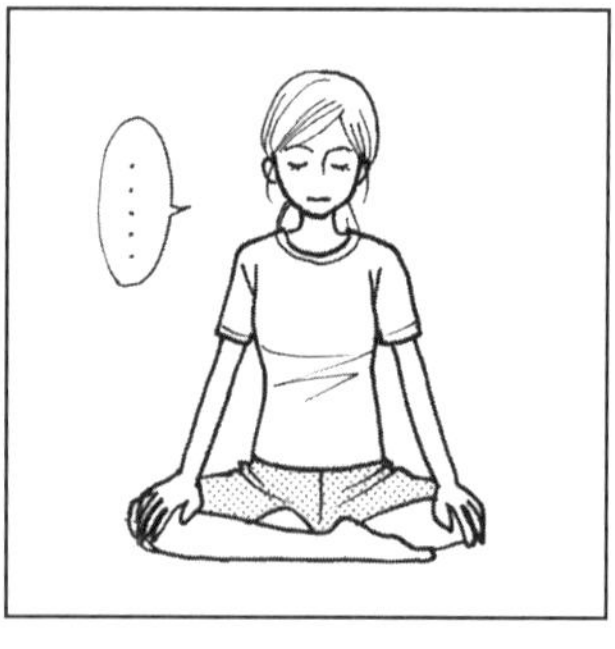

瞑想を深めていくプロセス

瞑想の最終ステップである、心を調整するプロセスになります。静かに座して瞑想に耽《ふけ》る人が、その内面で一体何を行なっているのか。ヨガスートラの教えに基づいて確認していきましょう。

6 集中（ダラーナ）

心の調整の第一段階で、集中しようと努力するものの、まだまだ雑念が湧《わ》き起こってきている状態（詳しくは94ページ参照）。揺れ動く心をうまく鎮《しず》め、集中しようと試みている、瞑想の初期段階です。

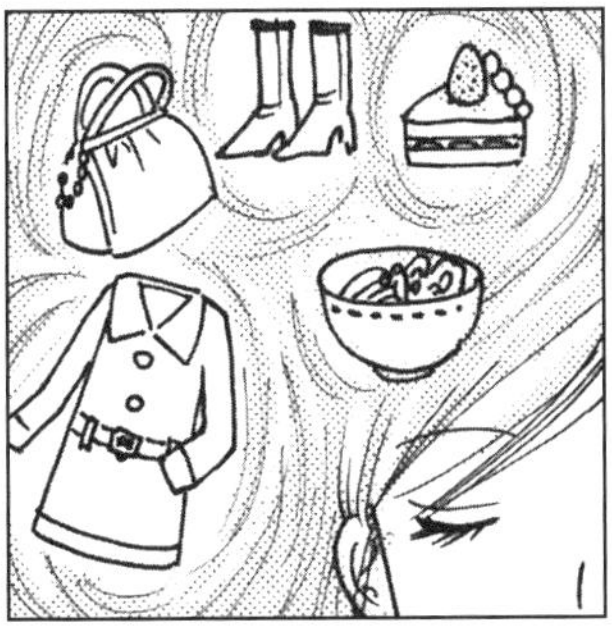

7 瞑想（ディアーナ）

集中が深まり、雑念が消えて、安定した集中が行なえるようになった段階（詳しくは95ページ参照）。とはいえ、まだ「私」が集中しているという感覚、自覚が残っている状態です。

8 三昧（サマディー）

さらに瞑想が深まり、心が空っぽになって、「私」という感覚がなくなった段階（詳しくは96ページ参照）。無我の境地の中で、自と他の区別がなくなり、「意識」だけが残っている状態です。

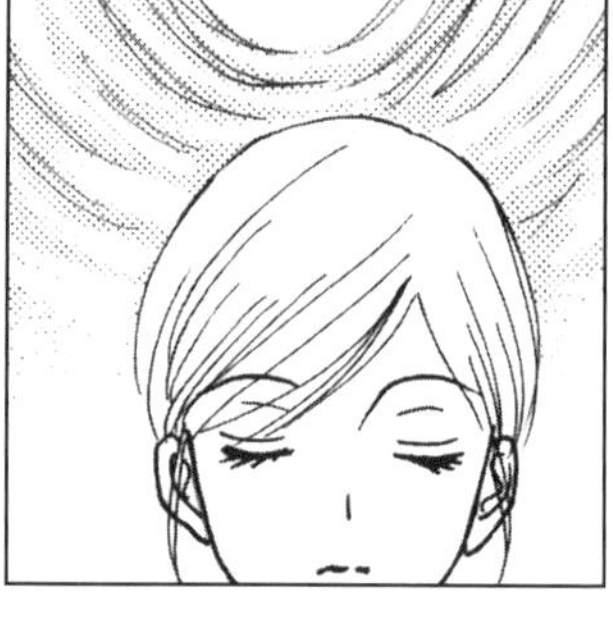

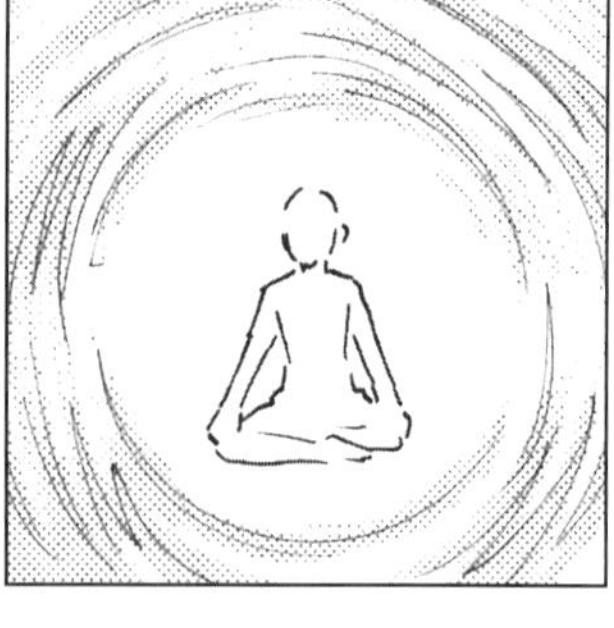

瞑想を深めるための「欲する」「感じる」「認める」

『八支則』からも分かるように、座法や呼吸法は、**「心の調整の前段階・下準備」**としての位置づけられているものです。本来、座法や呼吸法ができてこそ、心の調整も可能になるのです。ところが、座法も呼吸法も、一朝一夕にできるものではありません。

実は、それらを本当にマスターできるのは、瞑想が深まった後のこと。

つまり、ヨガで最も大切なのは、やはり**「いかに心を調整して瞑想を深めるか」**ということなのです。

そんな瞑想のプロセスを指し示しているのが、『八支則』の最後の3つのステップ**「集中」「瞑想」「三昧」**なのですが、抽象的な概念のため、なかなか分かりづらいかと思います。ここではその難解な言葉を、**「欲する」「感じる」「認める」**という言葉に置き換えて、噛《か》み砕きつつ、詳しく説明していくことにします。

集中＝欲すること

意外かもしれませんが、瞑想はまず「欲する」ことから始まります。これは、多くの瞑想家があまり語ろうとしない部分なのですが、**欲する気持ちがなければ集中は起こりません。**

ですから、とりわけ瞑想の素晴らしさを体験したことがない初心者は、「瞑想を深めたい」と強く欲することが大切です。そのためにも、**瞑想を深める理由や目的、動機を改めて確かめてみてください。**それが難しい場合は、食い入るように映画を観《み》ていたときなど、何かに没頭しているときの感覚を思い出し、意識がとてもクリアになっている感じを再現してから、瞑想を行なうとよいでしょう。

最初のうちは、すぐに余計なことを考えたり、眠くなったりするので、時折、気持ちをしゃきっとさせつつ行なっていきましょう。この「能動的な集中」の段階が、八支則の集中（ダラーナ）で、**心の中は穏やかながらも悪戦苦闘している状態**です。

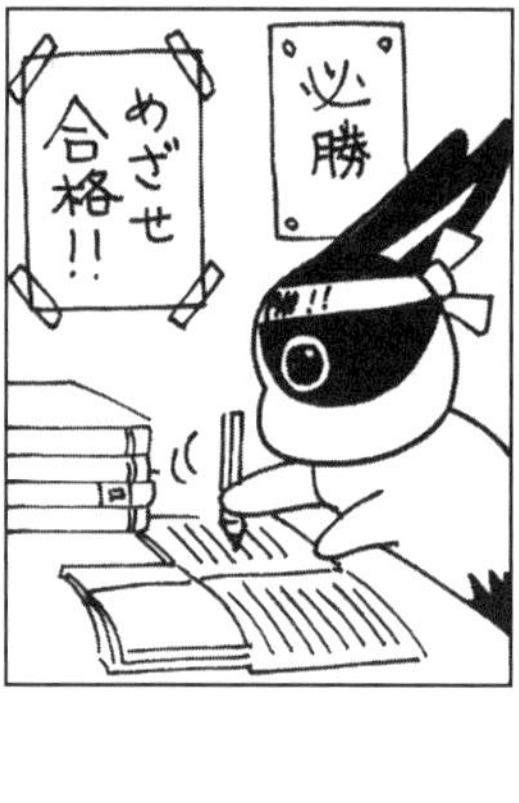

この段階で、あまり躍起になって集中しようとしていると、頭の中や首・肩まわりがガチガチになってくるので、「今日はどうも集中できないな」と思ったら、仕切り直しするようにしましょう。**力ずくでは瞑想は深められないのです。**

瞑想 ＝感じること

集中への努力が報われて軌道に乗ってくると、やがて何の働きかけもしていないのに、**心によどみのない安定した集中**が訪れます。これが瞑想（ディアーナ）の段階です。集中が、精神エネルギーを一点に結びつけようと穏やかながらも努力しているのに対して、瞑想は、**何かしらの感覚を「ただ感じている」という、とても受動的な状態**です。

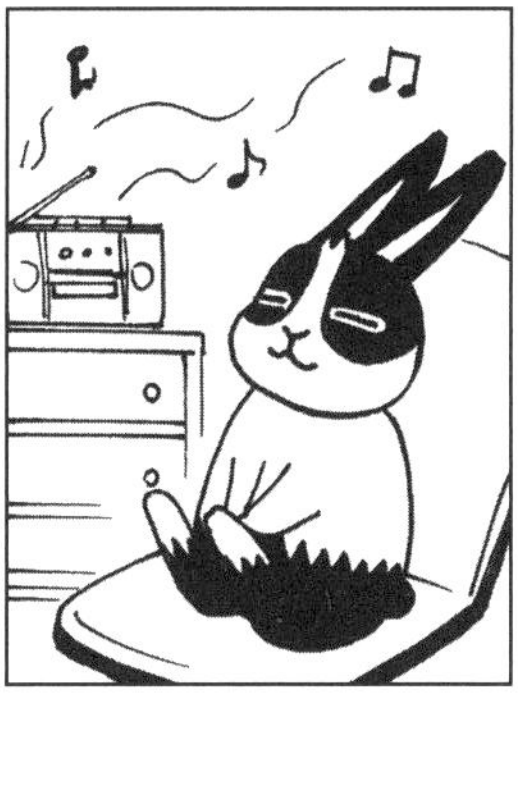

たとえば、大好きな音楽を聴いてうっとりしているとき。そんなとき、恐らくその曲に対して「集中しようしよう」と努力している人はいませんよね。日常の中では、

集中の段階を通り越して、いきなり瞑想的な心に入ることも少なくありません。

ただ、そんなときでさえ私たちは、意外といろいろと妄想しているものですが、実際の瞑想では、**そんな妄想がまったく起こらないくらい、心が完全に受動的になって澄み渡った状態**に入ります。多くの人は、この状態を目指してついつい努力してしまい、長い間「欲する」集中の段階を抜け出せないでいるのですが、繰り返し練習するうちに、瞑想という状態がふと訪れるようになってきます。

三昧＝認めること

日常生活の中で集中するなら、「欲する」と「感じる」ができていれば事足りるでしょう。でも、ヨガ的な集中を深め、「本当の自分」が何であるか悟るほど深い集中をつくり出すには、最後の仕上げとして、「認める」というプロセスが不可欠になります。

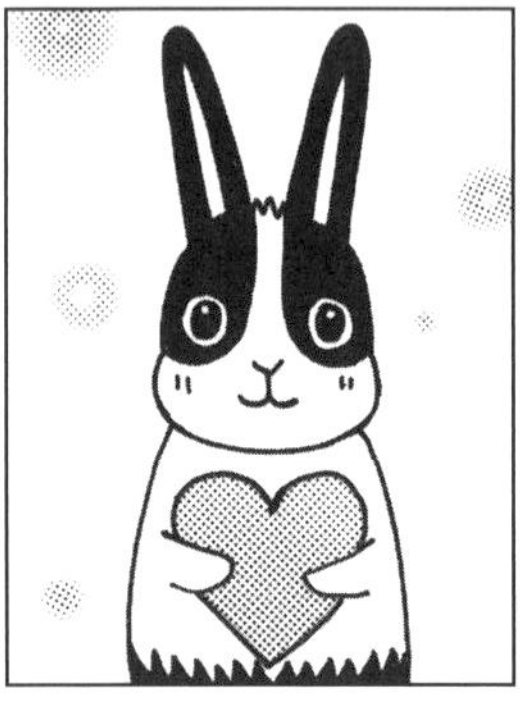

ヨガの教え
12

すべてを「認める」心が、瞑想を最終段階へと導く

八支則の最後に訪れる三昧（サマディー）という状態は、深い集中の中で心が空っぽになり、**「ここからここまでが自分、ここから先が自分以外」という境界線がなく、「自」も「他」もない世界の中で、ただすべてを見守っている状態**です。

私たちは普段、どうしても自と他の間に壁をつくり、そして多くの場合、その壁の内側である「自分」のメリットや快楽だけを優先する生き方をしています。

三昧の境地では、そんな壁がすべて取り払われ、**心が完全にオープンになります。**言い換えれば、**自分の内側にあるものが外側へ出ていくことを認め、外側にあるものが内側に入り込むことを認め、あらゆるものを「認める」ことができている状態**です。

そんな「認める」心を通して導かれた三昧という境地の中で、私たちは「本当の自分」が何であるかを、直感的に悟っていくことになります。

YOGA MANGA

柔《やわら》を押さえておくべし!!

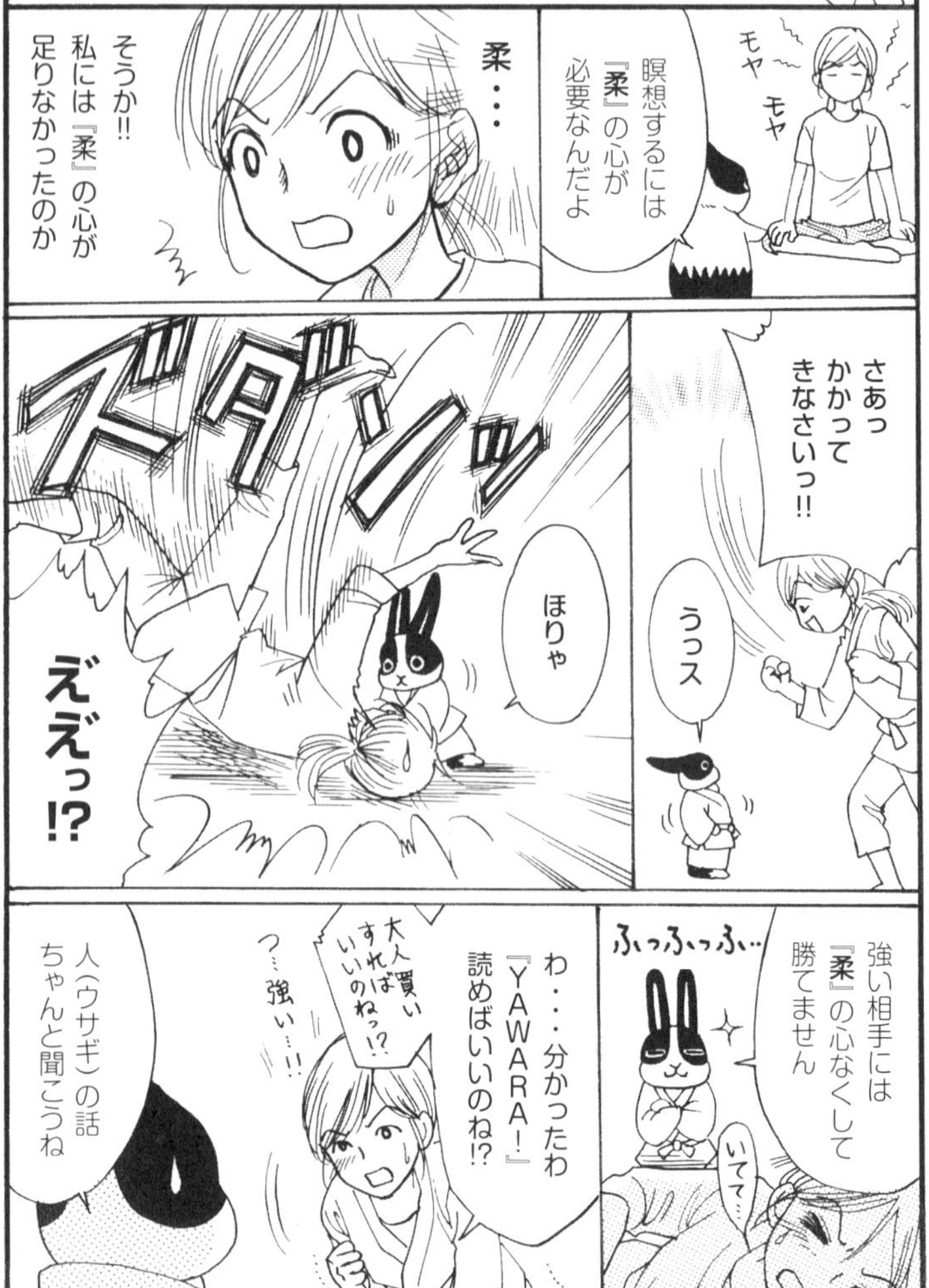
モヤ
モヤ
瞑想するには『柔』の心が必要なんだよ
柔・・・
そうか!! 私には『柔』の心が足りなかったのか
さあっ かかってきなさいっ!!
うっス
ほりゃ
ズダーンッ
ええっ!?
強い相手には『柔』の心なくして勝てません
ふっふっふ…
いてて…
わ・・・分かったわ『YAWARA!』読めばいいのね!?
大人買いすればいいのね!?
つ…強い…!!
人(ウサギ)の話ちゃんと聞こうね

『柔』の心こそが瞑想の本質

瞑想を深めるために、「欲する」「感じる」「認める」という、3つの要素が必要なことが分かりましたが、これらをたったひと言で、気持ちよくズバリと言ってのけている言葉があります。

それが、冒頭に触れた『柔《やわら》』という言葉です。

「柔《じゅう》よく剛《ごう》を制す」というように、もともと『柔』はインドよりも中国や日本で、古くから武道や戦術において大切にされてきた考え方です。

小さな身体で大きな相手を倒す、柔道マンガの主人公「柔ちゃん」も、「柔よく剛を制す」の典型といえますが、この**『柔』こそが瞑想の本質である**と私は思っています。

瞑想には集中が不可欠です。でも、**力ずくで集中しようとするストイックな取り組みからは、瞑想は生まれません。**集中の総仕上げとして、**すべてを「認める」気持ち、調和の心が大切**であることは、すでにお話しした通りです。

そもそも瞑想とは、まともに戦っていては、とうてい勝てない格上の相手（＝ここでは心のことです）に戦いを挑むようなもの。

「頑張って集中するぞ〜！」

「雑念なんか振り払うぞ〜！」

と気合を入れたところで、欲望の塊《かたまり》である「心」が、言うことをきいてくれるわけがありません。

力と力がぶつかり合えば、必ず力の強いほうが勝ちます。**意思の力と欲望とが正面からぶつかり合えば、常に欲望が勝つ**と相場は決まっているのです。

今日中に仕上げないといけない仕事があるのに、ついつい携帯アプリで遊んだり、大切なプレゼンで落ち着こうと思えば思うほど、汗が噴き出て手が震えてきたり……。意思の力なんてものは、しょせんその程度のものなのです。

そんな弱者である意思や理性が、心に打ち克《か》って集中を深めるために、欠かせないのが『柔』の発想なのです。

『柔』の基本戦略は、力と力を決して衝突させず、争わせず、相手をよく観察し、理解

し、調和をはかることです。敵対するのではなく、相手と同調し、結果的に思い通りに事を進める、という考え方です。

マンガの中の柔ちゃんが、小さい身体で大きい相手を倒せるのは、相手をよく見て、相手の力を利用する戦法をとっているから。「心」が相手の戦いは、この発想がなければ絶対に勝てません。

この基本方針を押さえておかないと、いくらポーズが上手に行なえても、躍起になって呼吸法を練習したとしても、瞑想の深みには近づくことができない。むしろ遠ざかってしまうことさえある――ということを覚えておきましょう。

ヨガの教え
13

心をコントロールするカギは『柔』にあり

瞑想における『柔』の実践

『柔』の心、つまり「欲する」「感じる」「認める」という3つの要素が、実際の瞑想の中でどう必要になってくるのか――。瞑想ヨガの中でも、最も古典的な**「一点凝視《いってんぎょうし》瞑想法（トラタク）」**を例にとって、具体的に見ていくことにしましょう。

●一点凝視瞑想法（トラタク）

やり方はとてもシンプルです。見つめるものは、壁のしみでも机の角でも、何でもかまいません。理想的なのは、自然のリズムでゆらゆら揺れるロウソクの炎なので、ここではそれを例に紹介します。

①姿勢を正して座ります。
②背筋を伸ばし、ゆったりとした気持ちのいい呼吸を行ないます。

③軽く目を開き、目の高さに置いたロウソクの炎を見つめます。

④眼球をできるだけリラックスさせ、「目に映る炎」という光の刺激をじっと感じます。（イラストⒶ）

⑤上半身の緊張がなくなり、ゆったりと集中できるようになったら目をつむり、まぶたの裏に映し出される炎の残像を見つめます（イラストⒷ）。これを5～30分、緊張しない範囲で続けます。

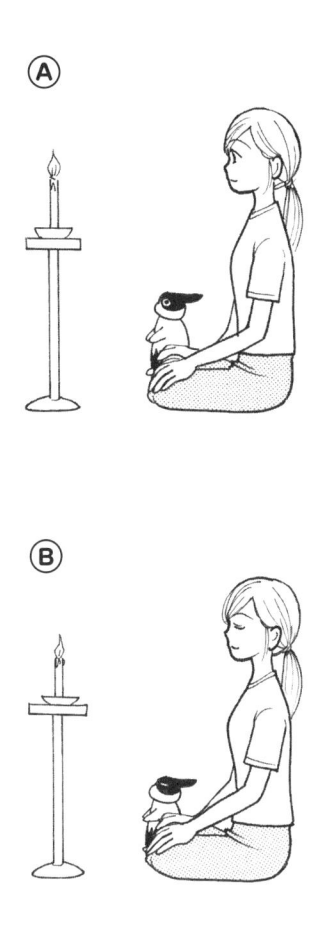

Ⓐ

Ⓑ

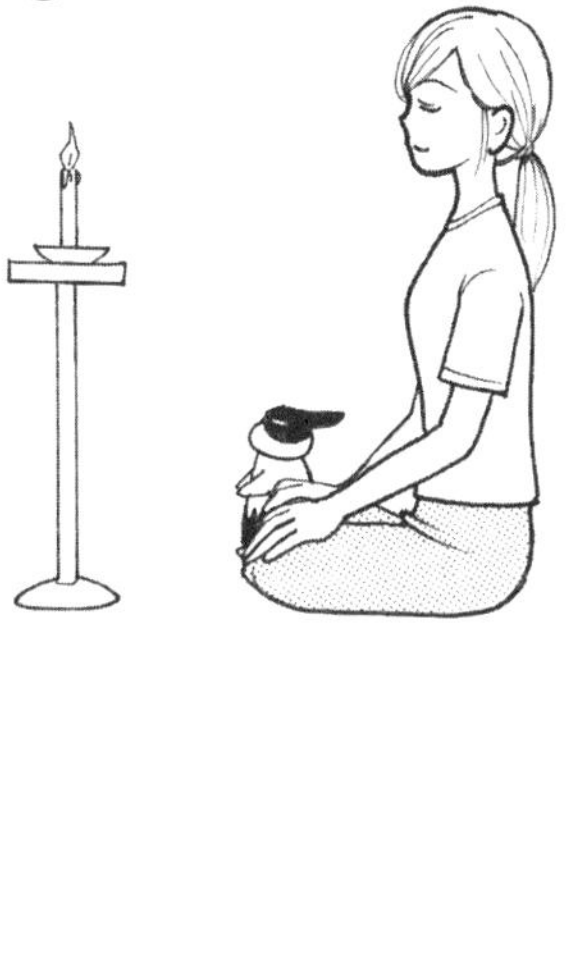

瞑想とは、**あらゆる対象と『柔』の心、つまり調和の心で接する**こと。

繰り返しになりますが、その第一歩として必要なのが「欲する」ことです。

よい意味での自己主張（＝「欲する」こと）がなければ、調和ではなく、支配されるという一方的な関係が生まれるだけです。

でも、恐らく多くの人は、

「数十分も、ロウソクの炎をたまらなく見続けたい！」

なんて、心の底から欲したりしないですよね？　だからこそ、それを見続けるための「動機」が必要になるのです。

「今日こそは瞑想を深めたい」「心を空っぽにしてイヤなことを忘れたい」「精神力を強くして痩《や》せたい」「性格を改善してモテたい」

……などなど、動機は不純でも何でもOK、と私は個人的に思っています。

消化試合のように覇気《はき》なく取り組んだところで、数分後には眠気が訪れ、夢見心地で舟を漕《こ》ぐだけ。場合によっては、ロウソクが額に突き刺さって大火傷《やけど》……なんていう危険な目に遭うやもしれません。

だからこそ、**瞑想のスタートラインでは、いつもしっかりとした目的意識を持つ**こと。『ヨガスートラ』にも書かれているように、大いなる真剣さを持って取り組むことが大切なのです。

そんなふうにモチベーション高く、集中してロウソクの炎を見つめていると、やがて多くの人は次第に目がつらくなったり、イライラしてきたり、肩が凝《こ》ってきたり、疲れてきたりすることになります。これが「一点凝視瞑想法」の最初の試練、というよりは瞑想の洗礼ともいえる状態です。

確かに、瞑想の導入には「欲する」気持ちで努力をすることが必要なのですが、いつまでも努力を続けていると、強い相手に力ずくで勝とうとする『剛』の取り組みとなり、さまざまな不具合となって表れるのです。

ある程度、集中して炎を見つめることができたなら、**能動的な心の姿勢から、受動的な姿勢へと切り替えることが必要**になります。

いつまでも炎を見ようとするのではなく、光という刺激をただ「感じる」こと。これこそが、「集中」を「瞑想」に切り替えるための最も大切なポイントです。

『柔』のニュアンスでいうと、相手の動きをよく見て感じて、その動きに反発しないのが、弱者に必要とされること。いつまでも頑張っていると、そのうち疲れ果てて、もう勘弁！　ということになってしまいます。

力と力がぶつかり合えば、間違いなく、負け越し記録が増えるだけ。ならば相手の動きを感じ、逆らわないでおくことが大切になるのです。

そして、この「逆らわない」という点がすでに、「認める」という、瞑想の3つ目の要素になっています。そもそも相手は、かなうわけもない格上の相手。その動きに逆らったとしても、しょせん思い通りに相手は動かないのです。

それは揺れる炎だったり、目を動かしたいという欲求だったり、あるいは「ラーメン食べたい」などという、そのタイミングでは縁もゆかりもない雑念だったり……。

欲する段階、つまり努力の段階で**人事を尽くしたら、後は天命を待つ**気持ちで流れに任せ、さまざまなものを「認める」心を持つこと。何が起ころうともすべてを受け入れ、何を感じようとも、そのすべてを歓迎してあげること。

そんなふうに、**自分の思い通りにならなかったとしても「まぁいいや」**くらいの気**持ちで事の行く末を見守っていると、結果として、思い通りの結末が向こうからやってくる**のです。

でも忘れてはならないのが、**そんな果報が訪れるのは、人事を尽くしておけばこそ。**

積極的に努力して、感じては身を委《ゆだ》ね、あまりに目的地とかけ離れたところに辿《たど》り着いたら軌道修正をして、そしてまたあらゆるものを許してみる。

そんな繰り返しの中で、やがては心の中にただ揺れる炎が映し出されます。われを忘れ、自分もロウソクもない、ただありのままの刺激が漂っている世界が訪れる……。

そしてそれは、『柔』の心があればこそ、ということになるのです。

ヨガの教え
14

集中の過程では『柔』の心が不可欠

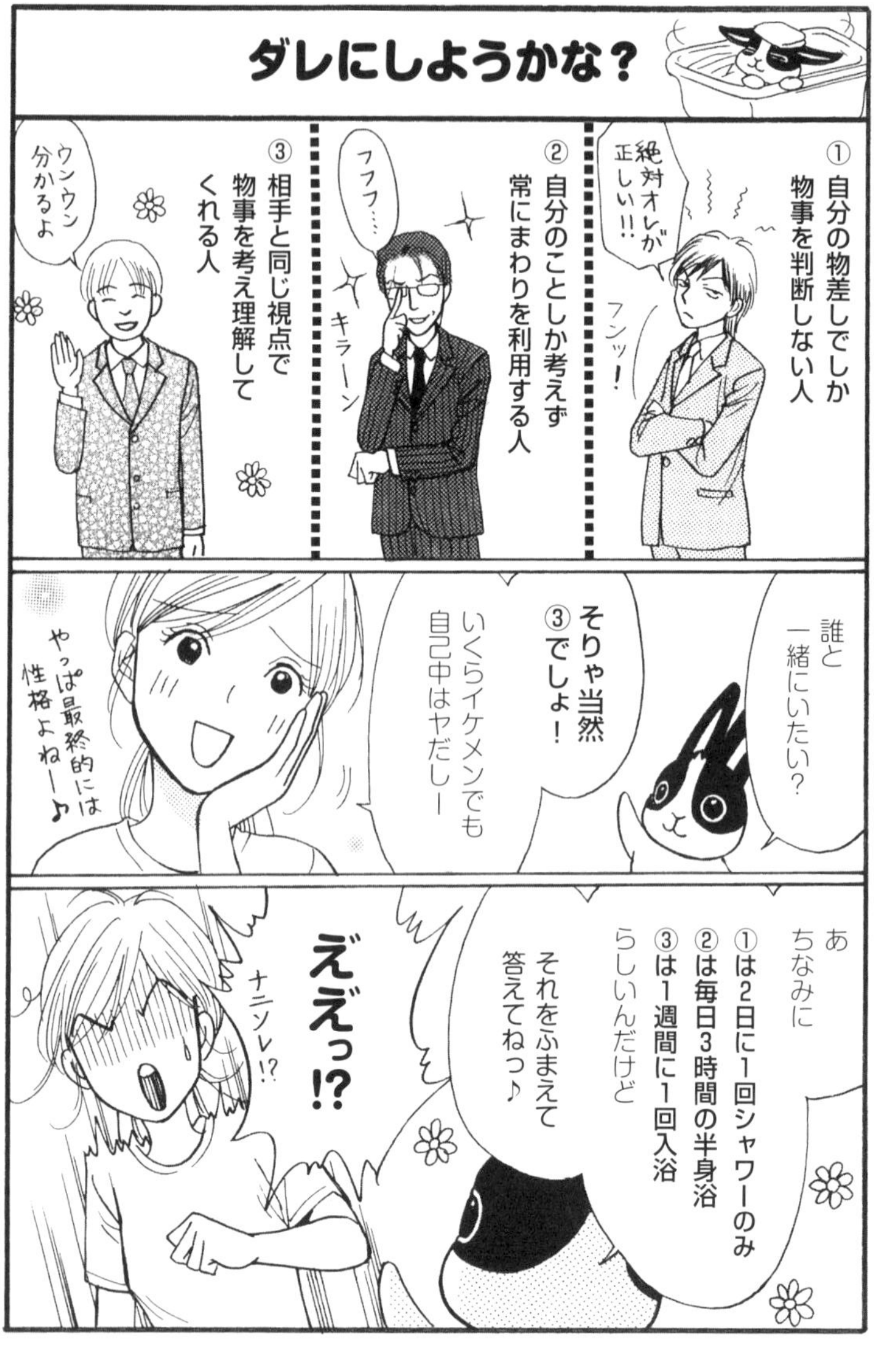
ダレにしようかな？
①自分の物差しでしか物事を判断しない人
絶対オレが正しい!!
フンッ！
②自分のことしか考えず常にまわりを利用する人
フフフ……
キラーン
③相手と同じ視点で物事を考え理解してくれる人
ウンウン分かるよ
誰と一緒にいたい？
そりゃ当然③でしょ！
いくらイケメンでも自己中はヤだしー
やっぱ最終的には性格よねー♪
あ ちなみに ①は2日に1回シャワーのみ ②は毎日3時間の半身浴 ③は1週間に1回入浴 らしいんだけど
それをふまえて答えてねっ♪
ええっ!?
ナニソレ!?

ヨガで得られる最高の恩恵とは?

努力したり、手放してみたり。そんな試行錯誤の先に手にするものは、「自」も「他」もなく、あらゆるものを平等に感じ、すべての中に調和を見いだせている状態。

言い換えれば、さらに深い『柔』の心の訪れがそこにあると言えます。

瞑想を深めていくプロセスの中で、私たちは、感覚がとても繊細になっていくのを感じます。それまで当たり前だと思っていた価値観や先入観が、当たり前のものでなくなり、さまざまな刺激は、言葉や意味と結びつかなくなって、ただの刺激でしかなくなり、目の前には心地のいい感覚が漂い続ける。

私たちは、そんな深い瞑想の中で、**自我の死、つまり「自分」という感じが完全に消滅した状態**を体験することになります。死といっても、これは怖いものでも不安なものでもなく、**「自」と「他」の区別のない、すべてがひとつになって溶け合うような、とても心地よく、そしてとても穏やかで幸せな状態**です。

少しずつ『柔』の心を育《はぐく》みながら、繰り返しの瞑想を経て、日々静寂の深みへと近づいていく。そして、それが究極にまで深まって、最後に手にするものが……やはり『柔』の心だということなのです。

『柔』とは、瞑想を深めるために必要なものであると同時に、瞑想を深めたときに得られる最大の恩恵でもあるのです。

瞑想の深い境地の中で、私たちは「自分」というものの正体が「意識」であり、その「意識」が、あらゆるものと根っこでつながっていることを実感します。これが、「大宇宙と小宇宙の合一《ごういつ》」「神との合一」「梵我一如《ぼんがいちにょ》」「主客合一」といわれる境地です。そして、**そんな状態を別の言葉で平たく言えば『柔』なのです。**調和を意味する『柔』こそが、ヨガで得られる最高の恩恵なのです。

この境地は、人間関係でイメージすると理解しやすいと思います。次の3人のうち、心の底から一緒にいたいって思えるのは誰でしょう?

①自分の物差しや、正しい正しくないで、物事を判断して否定する人
②自分のことしか考えず、常に誰かを利用してやろうと目をぎらつかせている人
③正しい正しくないではなく、相手の気持ちを理解し、同じ視点で考えてくれる人

当然、③の人ですよね。③の人のように、相手のことをわがことのように親身になって考えてくれる人のためなら、できる限りのことをして返したい――と本気で思えますよね。自分の気持ちを本当に理解してくれて、自分のためにできる限りのことをしてくれる人には、同じことをして返したいと、自然に思うものなのです。

だから、**瞑想を深め、「自」と「他」の境界線を越え、相手のことを自分と同じように考えられる人はきっと、まわりからも同じように感じてもらいやすく、双方向で大切に感じ合うことができるはず。この一体感こそが『柔』の本質なのです。**

『柔』の心を、すべての人や物に対して持てるようになれば、それが「大宇宙と小宇宙の合一」と言えます。「大宇宙と小宇宙の合一」というと、何か超人的な印象がありますが、そう難しく考えることはないのです。

人間の情報処理能力には限界があります。大宇宙にあるすべての星の動きや、地球に住むすべての動物の意識を常に身近に感じるのは、実際は不可能なこと。どこかしらに意識をフォーカスし、情報量を制限して、一部とコンタクトするしかありません。

結局、**私たち人間が接することができる「大宇宙」というのは、日常生活の中の限られた空間**なのです。その限られた範囲の中で、目の前にいる人や物事に対して、精いっぱい『柔』の心で向き合うことができれば、それが大宇宙との調和になるのです。

瞑想を深めるために、方法論として必要だった『柔』が、深い瞑想を経てより深い『柔』の心が持てるようになり、そんな心でもって生きていけるようになる。

――これこそが、ヨガの目指す境地だといえるのです。

ヨガの教え
15

自分のまわりにある、すべての人や物に対して『柔』の心を持つ

第4章

「呼吸」を調整しよう

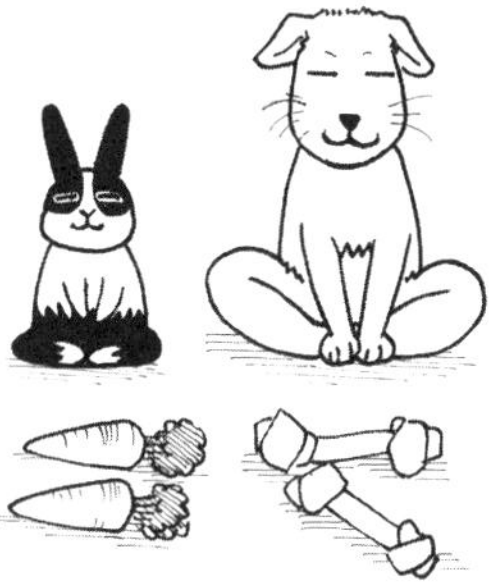

YOGA MANGA

呼吸で解放

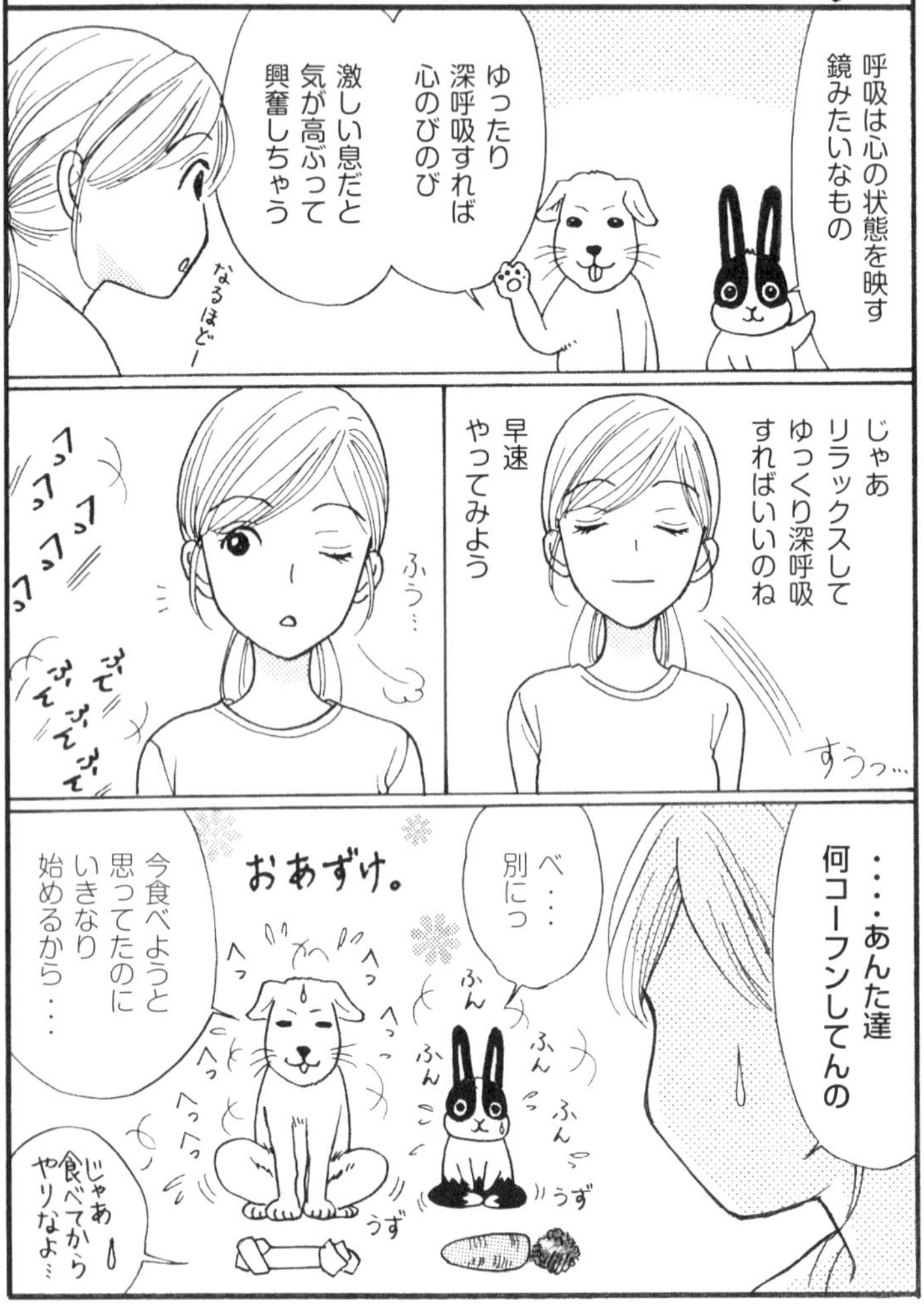
呼吸は心の状態を映す鏡みたいなもの
ゆったり深呼吸すれば心ののびのび 激しい息だと気が高ぶって興奮しちゃう
なるほどー
じゃあリラックスしてゆっくり深呼吸すればいいのね
早速やってみよう
すうっ…
ふう…
…あんた達何コーフンしてんの
べ…別にっ
おあずけ。
今食べようと思ってたのにいきなり始めるから…
ふん ふん ふん ふん
うず うず
じゃあ食べてからやりなよ…

「呼吸」を変えれば「心」も変わっていく

『柔《やわら》』の心を培《つちか》うことによって瞑想《めいそう》が深まり、そんな瞑想の深まりがまた『柔』の心を育《はぐく》んでいく――。

でも、ここで今一度、冷静になって考えてみてください。

分かっちゃいるけど、自分だけのメリットや目先のことだけを考えてしまいがちな私たちにとって、実際問題、そんな絵に描いたような素敵な心を育むことなんてできるのでしょうか？

その明暗を分けるカギとなるのが「呼吸」です。

私たちの**心と呼吸は、とても密接にかかわり合っていて、その二者の振る舞いは常に１００％見事なまでに同調**しています。

たとえば、私たちの心に、わずかな緊張が生じたとしましょう。それが微々たるものだったとしても、その緊張の分だけ鼓動は高鳴り、必ずや息にも乱れが生じます。

そして、その緊張を何くわぬ顔で抑えつけるのに成功したとしても、同調する息の乱れだけは抑圧することができません。心と息の調子は、常に表裏一体、一心同体なのです。

ですから、ゆったりと深呼吸すれば心ものびのびと解放され、逆に激しい息を繰り返せば、意味もなく気持ちが高ぶって興奮してしまいます。

つまり呼吸は、**心の状態を映す鏡のようなもの**なのです。

この**「心と呼吸の深い結びつき」につけ込み、呼吸を使って心のコントロールをしようと確立されたのが「ヨガ式呼吸法」**です。

呼吸は、瞑想を深める最大のカギになるのです。

実際、ヨガを始めた方の多くが、

「呼吸が分かってきたら、ポーズも上手になった」

「呼吸法を変えたら、瞑想も深まった」

などと、呼吸の大切さを口にされています。

では、なぜ「呼吸」がそれほどまでに、心に対する絶大な影響力を持っているのでしょうか？

ヨガの世界では、心の働きも身体《からだ》の働きも、すべての働きは「プラーナ」が引き起こしていて、呼吸にはこの「プラーナ」をコントロールする力があると考えています。

第2章でもちらりと登場しましたが、**「プラーナ」というのは中国では「気」と呼ばれ、科学の分野では「エネルギー」に相当するもの**です。

エネルギーとは、「何かを変化させる能力」のことですから、とりわけ生命と物質とを区別しない東洋の世界では、心身の働きを含め、森羅万象《しんらばんしょう》あらゆる変化を引き起こしている力のことを「プラーナ」と呼んでいるというわけです。

私たちの心身の働きが、この「プラーナ」によって引き起こされているのですから、当然その**プラーナを制御することができれば、心身のコンディション調整がたやすくなる**わけで、そして**そのカギを握っているのが「呼吸」**なのです。

「呼吸」は私たちがこの世に生をうけた瞬間から、死を迎えるその瞬間まで絶え間なく繰り返される、生命活動に欠かせないとても大切な存在です。

　同じような役割を担う**「鼓動」は、意思の力で制御できないものなのに対し、なぜだか「呼吸」だけは運動神経を介して、ある程度は思い通りに制御できます。**

　まさに暗闇《くらやみ》を照らす光明のような、プラーナを操る手綱ともいえる存在が「呼吸」です。この**呼吸を柔らかくしていくことで心も「柔らかくなります。**

　そして、呼吸をペースダウンすることで、心の働きを鎮《しず》めクールダウンしていこうとするのが、ヨガ式呼吸法の最大の狙いなのです。

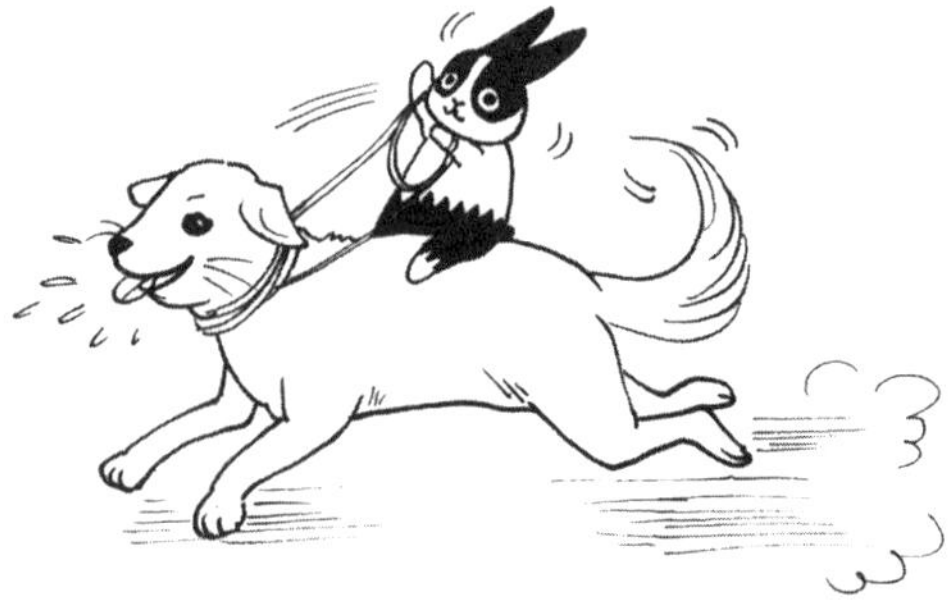

「呼吸」はまさに、プラーナ（＝気）を操る手綱

呼吸は、瞑想を深めるうえでの頼みの綱であり、ともすれば机上の空論になりかねない哲学を、実現しうるものとして望みを残してくれる、最後の可能性と言える貴重な存在なのです。

ヨガの教え 16

呼吸とは、プラーナを直接的に制御する唯一の手綱

YOGA MANGA

まず解きほぐそう

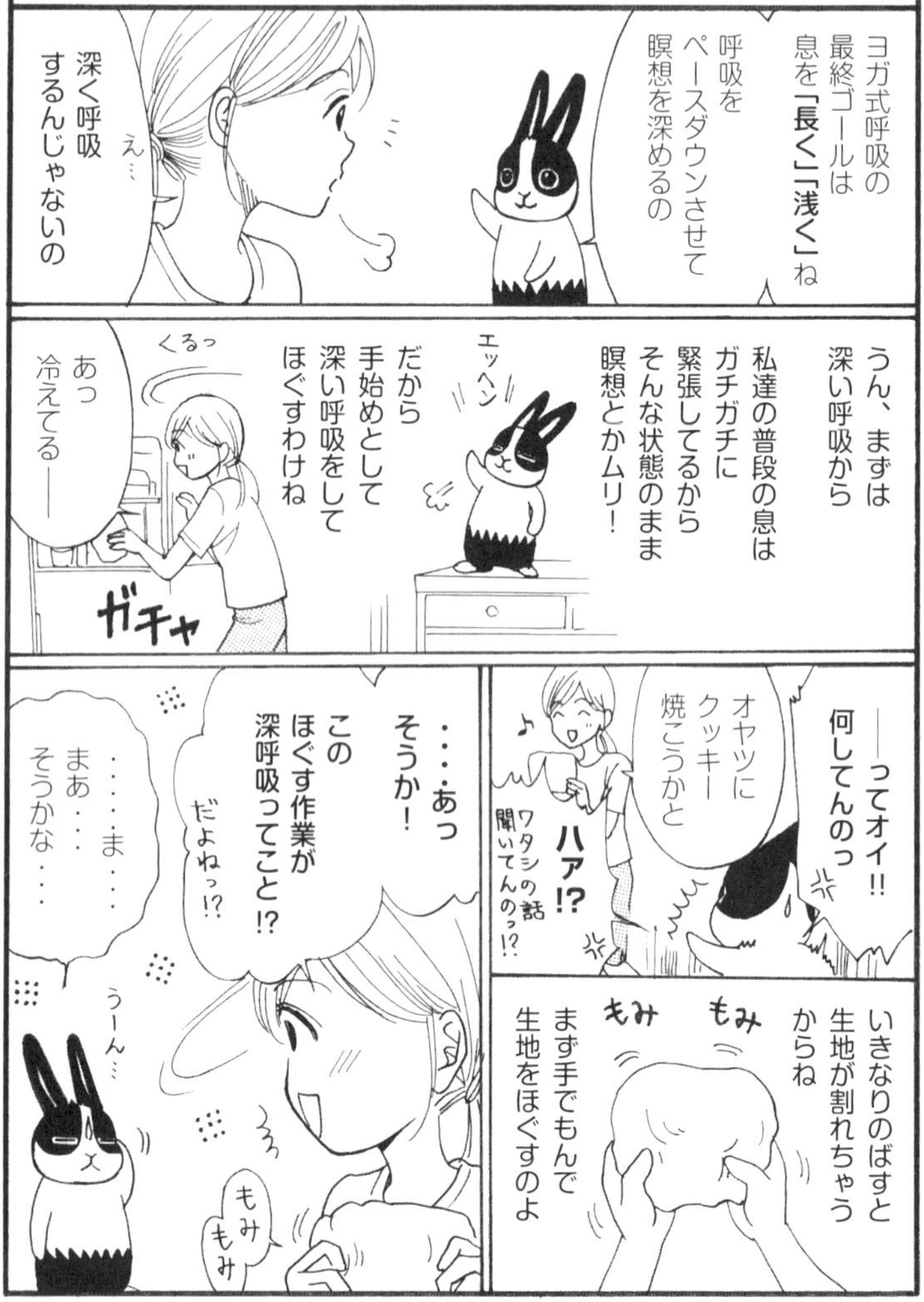

ヨガの呼吸は「プラーナーヤーマ」

呼吸にプラーナを制御する力があるということは分かりましたが、では実際、呼吸をどうコントロールすれば心を鎮め、瞑想を深めることができるのでしょうか。

その答えは、呼吸法の原語である**「プラーナーヤーマ」**という語に隠されています。「プラーナ」とは前述の通り、森羅万象を生み出すエネルギーのことです。そして「アーヤーマ」とは「伸ばす、止める」という意味を持つサンスクリット語です。

ですから、私たちがヨガ式呼吸法と呼んでいるものは、**「プラーナの流れが止まるぐらいに、長く伸ばしていく」**方法なのです。


これは次ページのイラストを見るとイメージしやすいのですが、波打っている糸が私たちの普段の息の調子だとすれば、ヨガ式呼吸法というのは、その糸の両端を手で引っ張って伸ばし、まっすぐにしていくようなものです。そうすることで、息はゆったりとくつろいでペースダウンし、同時に起伏が小さくなって穏やかなものになります。

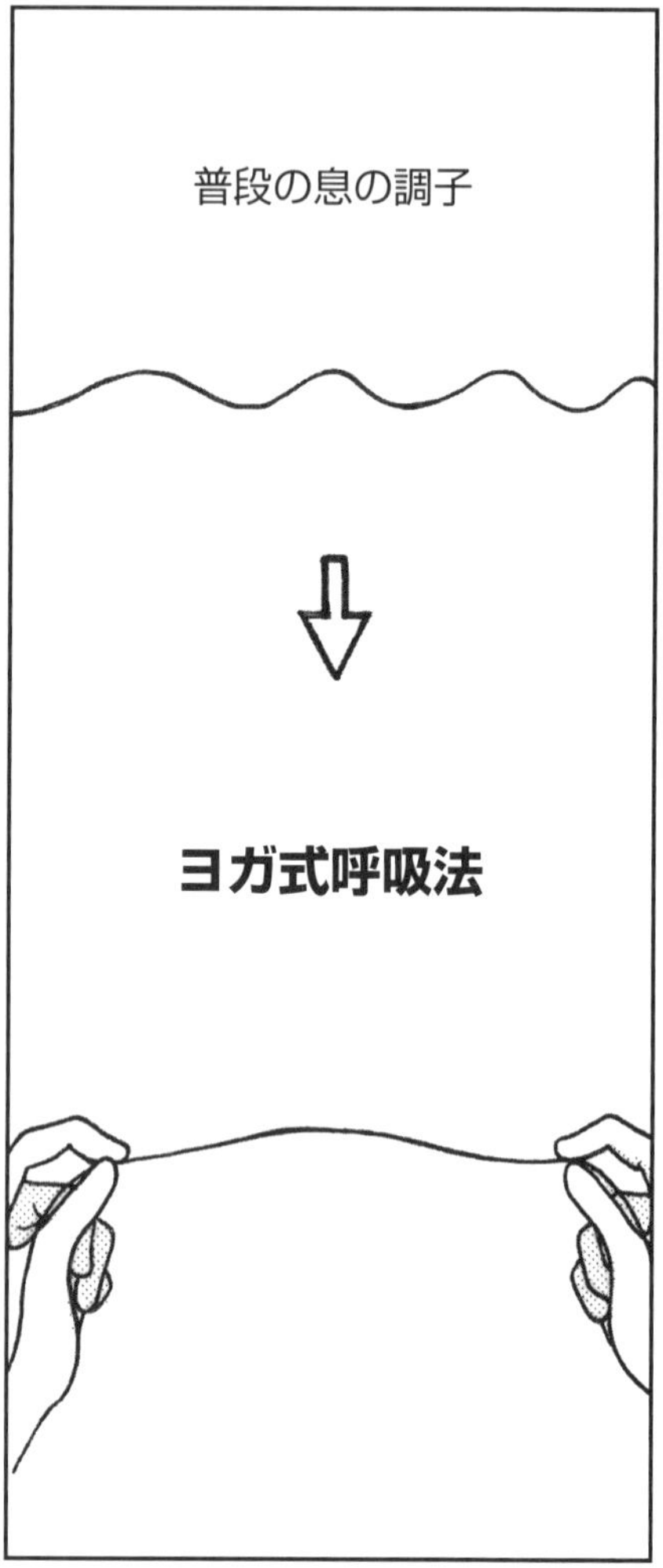

ヨガ式呼吸というと、「息を深めていくのが相場」だと思っている方も少なくないと思いますが、最終的なゴールは、**息を「長く」かつ「浅く」していくこと**です。

呼吸をペースダウンしていくと、全身を巡るプラーナの流れもペースダウンし、その結果、心の働きもどんどんペースダウンします。また**呼吸の起伏が小さくなると、**

感情や思考の起伏も小さくなり、心の波が鎮まって瞑想が深まります。

この「息を引き伸ばしていく」のが、プラーナーヤーマの狙いであり、瞑想を深める最大の秘策となるのです。

とはいっても、そんなゴールイメージが描けたからといって、「明日からあなたも、さぁ呼吸法マスターー！」なんてわけはありません。

無理に息を長くしようとか、長時間止めようとしては、その取り組み姿勢そのものが「剛《ごう》」の心を増長させ、場合によっては、酸欠で脳細胞が死んでしまうことにさえなりかねません。かといって、何もしないで深呼吸を楽しんでいるだけでは、一向にプラーナの流れを鎮めるような息には近づきません。

ですから、やはりここでも「人事を尽くして天命を待つ」ことが必要です。

呼吸に対して、できる限りのことを尽くし、そしてその後に、優しく見守ってあげることが大切になります。

では、呼吸に対して、私たちがしてあげられることって何でしょうか？

そこでようやく登場するのが、**「息を深く行なうこと」**なのです。

私たちの普段の息は、多くの場合、抑圧されてガチガチに緊張しています。

でも、これはある意味仕方のないことで、私たちが社会の中で生きていくうえで身につけた、処世術の一つなのです。人前にさらけ出すことができない欲望や感情を、息を押し殺すことで封じ込め、そのことでかろうじて表面的にでも、人間関係を良好に保つことができているのです。

私たちの理性は、欲望とやり合えば連敗が約束されるほどに超軟弱なものなので、**押し寄せる欲望の波をかろうじて封じ込めるためには、息を抑圧してプラーナの流れを封じ込めるしか手がありません。**

ゆえに、私たちの息はたいていの場合、ガチガチに緊張していて、そんな緊張を放置したまま、自然でゆったりとした息ができるなんてことは、ありえないわけです。

だからこそ、この**がんじがらめになった呼吸の呪縛《じゅばく》から解き放つために、手始めとして、深い呼吸を行なうことが不可欠**になります。

たとえば、長年の運動不足でガチガチになった股関節《こかんせつ》を放置したまま、「あるがままを見守りましょう」なんてのん気なことを言ってみたところで、股関節はちっともほぐれません。しかし、一度ストレッチなどで凝《こ》りをほぐし、緊張を解くと、今までにない深いくつろぎを得られるものです。

同様に、ガチガチに硬くなった呼吸を一度、深い呼吸をして解きほぐしてみるとどうでしょう。抑え込んでいた緊張が内側からほぐれ、心身ともに自然とリラックスして、息が柔らかくなってきます。

こういったプロセスを経て、はじめて自然と息がアーヤーマしていき、ペースダウンして、静かなものになってくるのです。

ヨガの教え
17

呼吸を鎮めるには、事前に深い呼吸を行なうことが大切

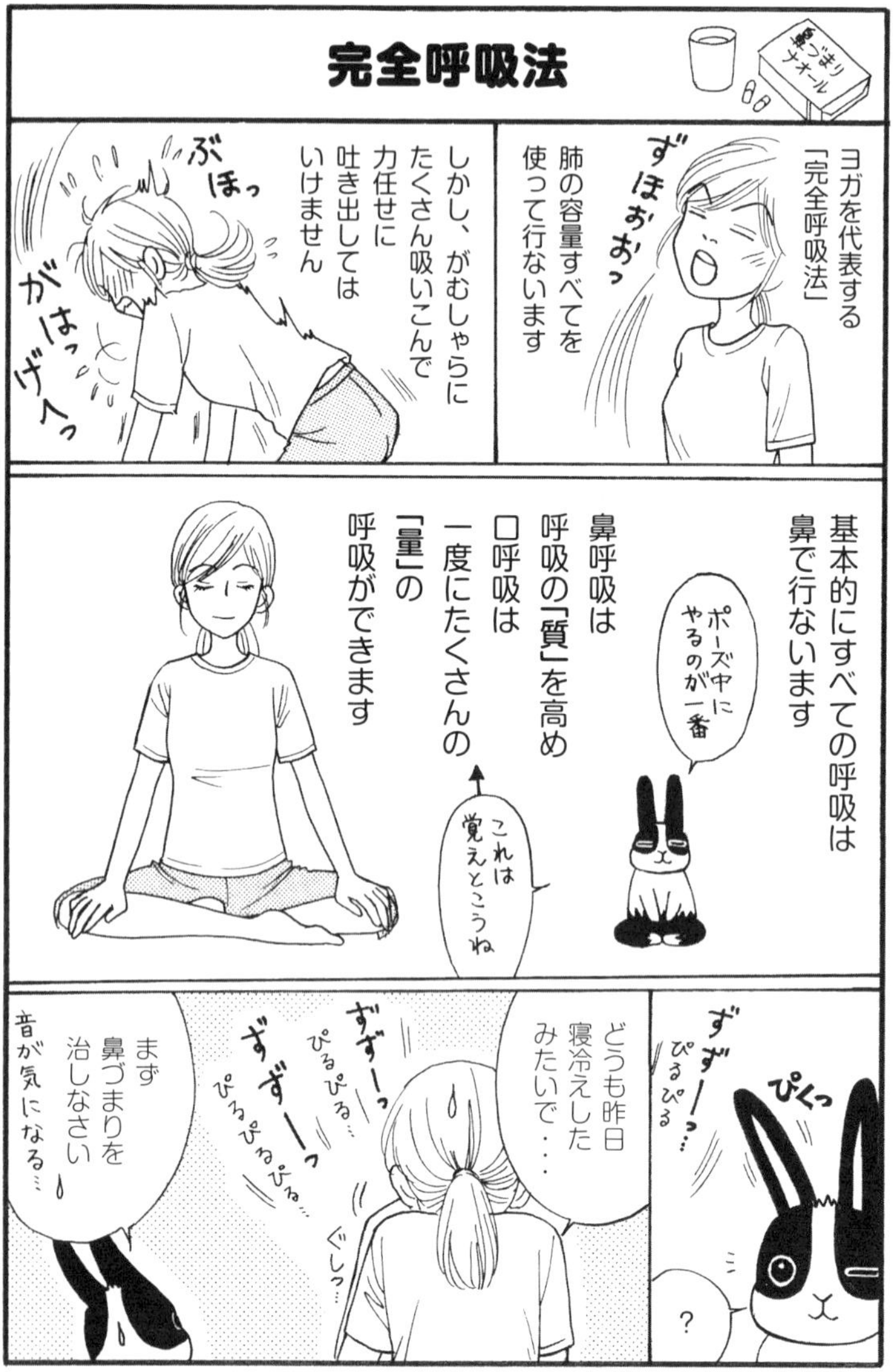
完全呼吸法
鼻づまりナオール
ヨガを代表する「完全呼吸法」
肺の容量すべてを使って行ないます
ずほおおっ
しかし、がむしゃらにたくさん吸いこんで力任せに吐き出してはいけません
ぶほっ
がはっ
げへっ
基本的にすべての呼吸は鼻で行ないます
ポーズ中にやるのが一番
鼻呼吸は呼吸の「質」を高め
口呼吸は一度にたくさんの「量」の呼吸ができます
これは覚えとこうね
ずずーっ…
ぴるぴる
ぴくっ
?
どうも昨日寝冷えしたみたいで・・・
ずずーっ
ぴるぴる…
ずずーっ
ぴるぴるぴる…
ぐじっ…
まず鼻づまりを治しなさい
音が気になる…

呼吸を深める5つの基本原則

瞑想的な息を作り出すために、まずは深い呼吸を行なって、呼吸の緊張を解きほぐすことが大切だということが、分かっていただけたでしょうか。そこで登場するのが、**「完全呼吸法」と呼ばれるヨガを代表する呼吸法**です。

肺の容量すべてを使って行なうこの呼吸法は、呼吸器の緊張を取り除き、抑圧していたあらゆる感情を解放してくれる素晴らしい呼吸法です。ただし、その実践の前に、必ず確認しておきたい注意事項がいくつかあります。

呼吸は、プラーナに対して絶大な影響力を持っているからこそ、**間違った呼吸法を行なうと、心や身体に困った影響を及ぼしかねません。**

がむしゃらにたくさん息を吸い込み、力任せに吐き出したりすれば、肺を傷めつけることもあります。それがプラーナの流れを悪くして心身を緊張させたり、一生懸命に呼吸しすぎて、呼吸法をするたびに緊張するクセがついてしまったり……。

いわば呼吸は諸刃《もろは》の剣《つるぎ》。呼吸を安全かつ効果的に行ない、良い面をうまく引き出すためには、いくつか押さえておきたいポイントがあるのです。

ここではその最重要ポイントを5つに絞り、簡単にご紹介していくことにします。

原則1 基本は鼻呼吸

ヨガ式呼吸法では一部の特殊なものを除き、すべての呼吸を鼻で行ないます。これは、口で息を吸うと、のどの粘膜が乾燥し、免疫《めんえき》機能が低下するからです。鼻呼吸は呼吸の「質」を高める働きがあり、口呼吸は一度にたくさんの「量」の呼吸ができるという、役割の違いを覚えておきましょう。

原則2 気持ちのいい呼吸を

「呼吸法をするぞ！」と、あまり意気込まないことが大切です。型にこだわって肩に力が入り、緊張して、目指すべき方向と正反対の方向へと導かれかねません。気持ちよく呼吸をすることが、何より大切です。

原則3 姿勢が大切

できるだけ身体の中心、下腹や骨盤の中央から力を発して姿勢を正し、上半身はなるべくリラックスさせるようにしましょう。最小限の力で背筋を伸ばすことが、呼吸を深める助けとなります。詳しくは第5章を参照してください。

原則4 呼吸の前後にポーズを行なう

慣れないうちは、うまく呼吸できなくて当たり前です。また、身体が緊張した状態で呼吸法をしても、呼吸器の緊張を招き、逆効果なことも。そうならないために、呼吸法をするときには事前にしっかりポーズを行ない、また終了後には、全身の緊張やこわばりをポーズで取り除いておきましょう。

原則5 最初はポーズ中の呼吸から

初心者はポーズ中に呼吸を行なうのが一番です。ポーズのあらゆる動作は、呼吸を深めるようにできています。また、呼吸によって多少こわばりが生じても、ポーズをすることで緊張が緩和されますし、身体を動かすことでエネルギーが消費され、自然と呼吸が深まってきます。呼吸を深めたいなら、まずはポーズ中にしっかり呼吸法を行なえるようにしましょう。

まずは2つの呼吸法をマスターしよう！

完全呼吸法とは、平たく言えば「胸式呼吸法」と「腹式呼吸法」を組み合わせた呼吸法です。ですから、まずはその2つの呼吸法を気持ちよく行なえるようになってから、練習することが理想です。

＜呼吸のメカニズム＞

肺は大きくなって新鮮な酸素を吸い込み、細胞のゴミを吐き出すため小さくなって息を吐き出す。左右の肺を包み込む、胸郭《きょうかく》と呼ばれる部屋が広くなったり狭くなったりすることで、呼吸は行なわれている。

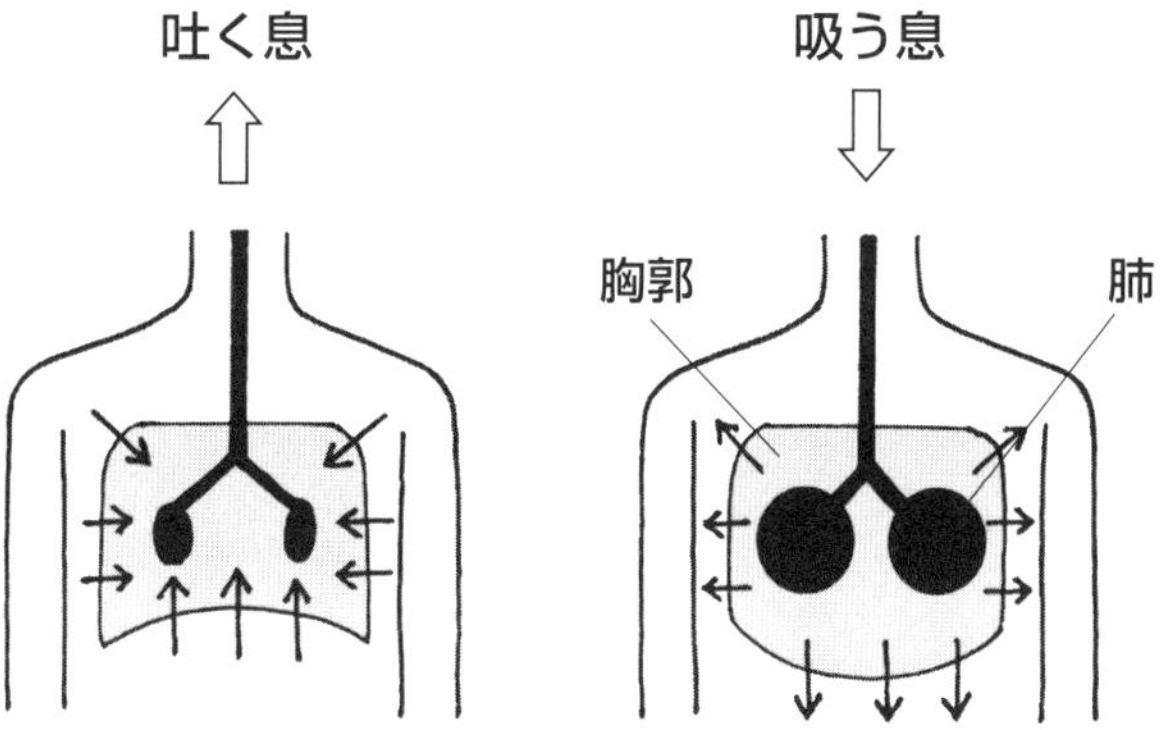

胸郭の動きには２種類ある！

腹式呼吸

胸郭の底ぶたである横隔《おうかく》膜《まく》が上下する動き

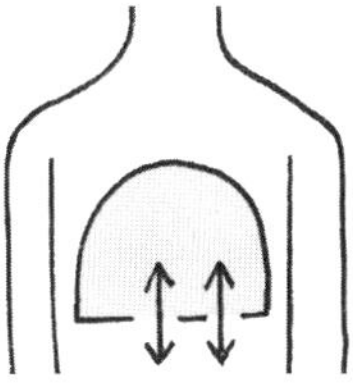

胸式呼吸

肋骨《ろっこつ》が上下左右に広がったり狭まったりする動き

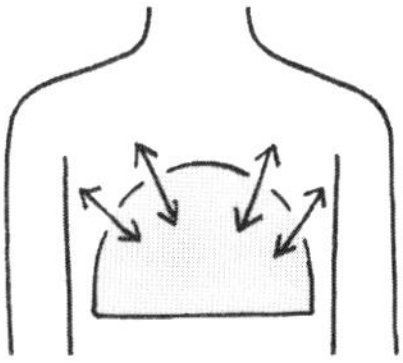

「胸式呼吸法」の練習に適したポーズ

＜太鼓橋《たいこばし》のポーズ＞

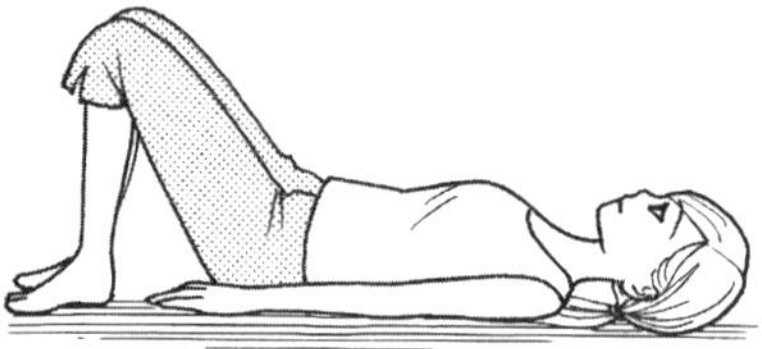

STEP 1

足を腰幅に開いて仰向けになり、手はお尻《しり》の横、手のひらを下にして置く。ひと呼吸、深呼吸する。

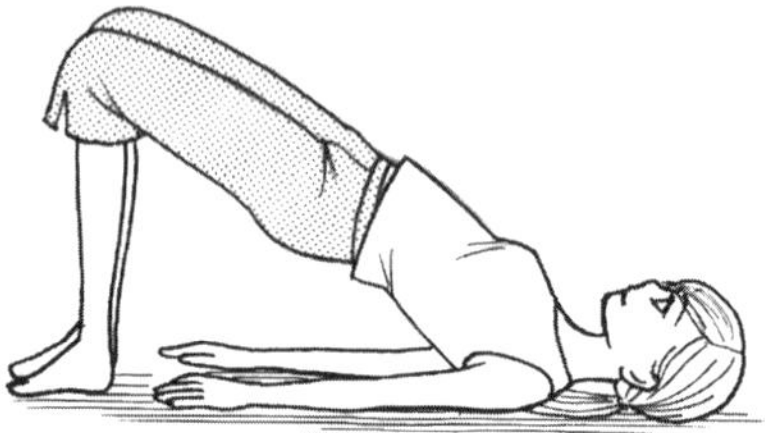

STEP 2

息を吸いながら、お尻から順に背中を持ち上げる。身体を一直線に伸ばすような気持ちで、胸をわずかに反らせて胸いっぱいに息を吸い込んだ後、この姿勢でひと呼吸、深呼吸をする。吐く息でSTEP1に戻る。

POINT

この動きを繰り返し練習していると、肋骨の動きがよく分かり、胸で深く息を吸えるようになります。

※STEP 1 からSTEP 2 を1～3分ほど繰り返す。このとき、首は常にリラックスさせておく

「腹式呼吸法」の練習に適したポーズ

＜赤ちゃんのポーズ＞

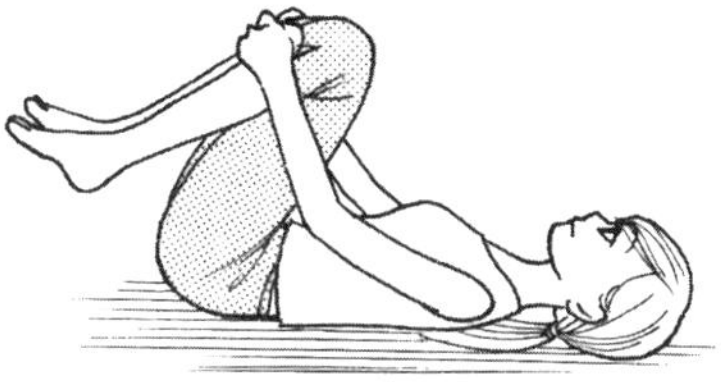

STEP 1

仰向けになって両膝《ひざ》を曲げ、その膝をおのおのの手で握るように外側から持つ。ひと呼吸、深呼吸する。

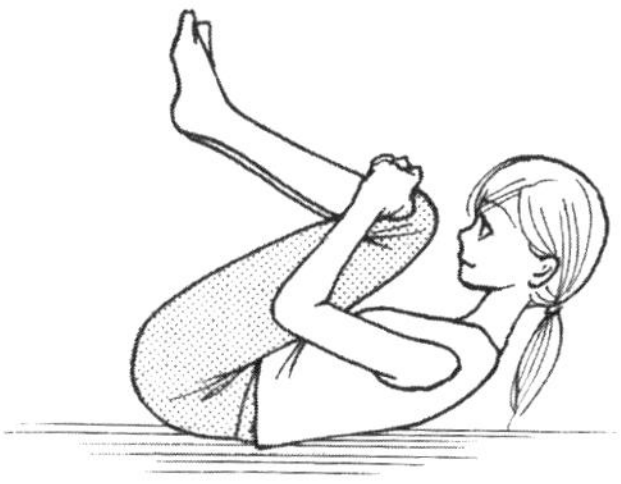

STEP 2

息を吐きながら、頭を持ち上げて額《ひたい》を膝に近づけ、お尻も持ち上がる範囲で持ち上げ、お腹をへこませながら息を吐き切った後、この姿勢でひとつ深呼吸をする。吸う息でSTEP1に戻る。

POINT

この動きを繰り返し練習していると、肋骨とお腹の動きがよく分かり、腹の底から深く息を吐けるようになります。

※STEP１からSTEP２を1～3分ほど繰り返す。首がつらければ、頭は持ち上げなくてOK

「完全呼吸法」4つのステップ

胸式呼吸法、腹式呼吸法が、ともに気持ちよく行なえるようになったら、いよいよ完全呼吸法を練習していきましょう。ここではその詳細な行ない方に加え、そのときに「気の流れ」がどう変化するかをご紹介します。

ステップ1　息を吐き切る

赤ちゃんのポーズを思い出しながら、肋骨を引き下げていく。肩はリラックスさせたまま、ある程度肋骨が下がったら、お腹を奥に凹《へこ》ませ、横隔膜を吊《つ》り上げるようにする。こうすると肺が空っぽになる。最後に、会陰部《えいんぶ》

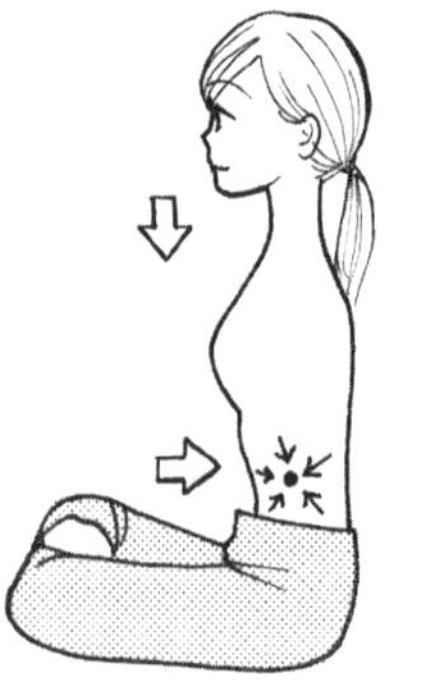

のあたりを軽く引き上げるようにイメージすることで、腹圧が高められ、下腹の奥に充実感がみなぎる。大声を出して気合を入れるときと同じような、お腹の感じ。

【このときの気の流れ】

体の重心である、下腹部の奥の「丹田《たんでん》」に向けて、四方八方から気が集まり、下腹の圧力が穏やかに高まっている状態です。このお腹の充実感を感じることが大切です。

ステップ２　息を吸い始める

お腹まわりの力をゆっくりと抜き、肺の底から空気が満たされていくのを感じる。このとき、横隔膜がゆっくりと下がり、同時に肋骨が左右に膨らみ始めるのを感じる。

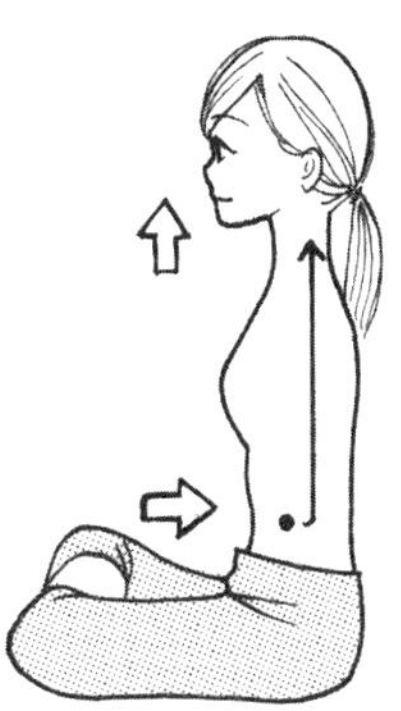

【このときの気の流れ】

下腹の奥にため込まれた気が、吸う息とともに骨盤の中央から腰、そして背骨を通って上っていきます。

ステップ3　**息を吸い切る**

息を吸っていくにつれ、自然と肋骨が左右に広がり、持ち上がってくる。このタイミングで太鼓橋のポーズを思い出し、胸を広げて少しだけ吊り上げて息を吸い切る。ただし、あまり首や肩に緊張が生じないよう、力みすぎに注意。

【このときの気の流れ】

背骨の中を上昇していた気が、胸の高さで放射状に広がり、肩やのどのあたりまで膨らんでいきます。

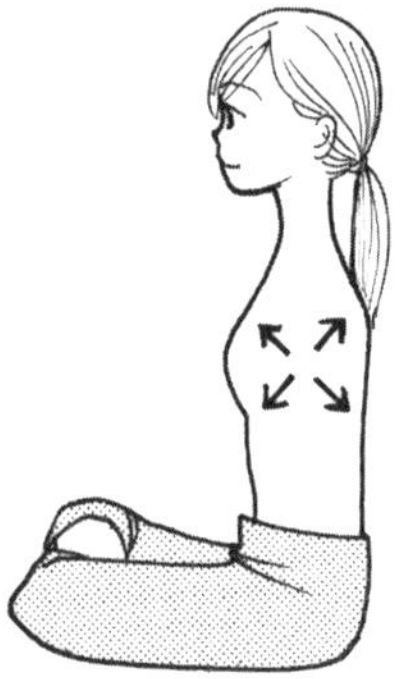

ステップ4　**息を吐き始める**

吊り上げていた胸をリラックスさせて、ゆっくり下ろしながら息を吐き始める。大きな仕事が片付いたときや、暖かい温泉に入って、いいため息を「はぁ〜」ともらすときのように、肩の荷を下ろして上半身全体がゆるみ、精神的にもほっとするような気持ちで吐いていく。胸だけでなく、上半身すべてのこわばりがとけていく。

【このときの気の流れ】

胸からの気の広がりが柔らかい漂いとなり、自分の皮膚の範囲を越えて放射状に広がっていきます。

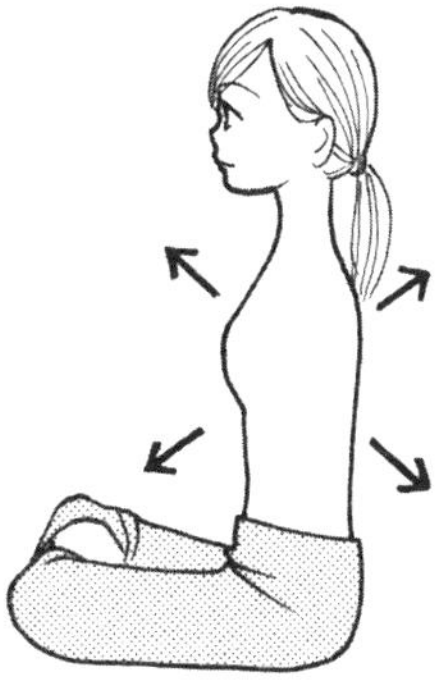

※1から4を1〜3分ほど繰り返す

POINT

最初からたくさん吸おうとか吐こうとか思わず、あくまでも気持ちのいい範囲で行ないながら、少しずつ呼吸を深めていくようにしましょう。

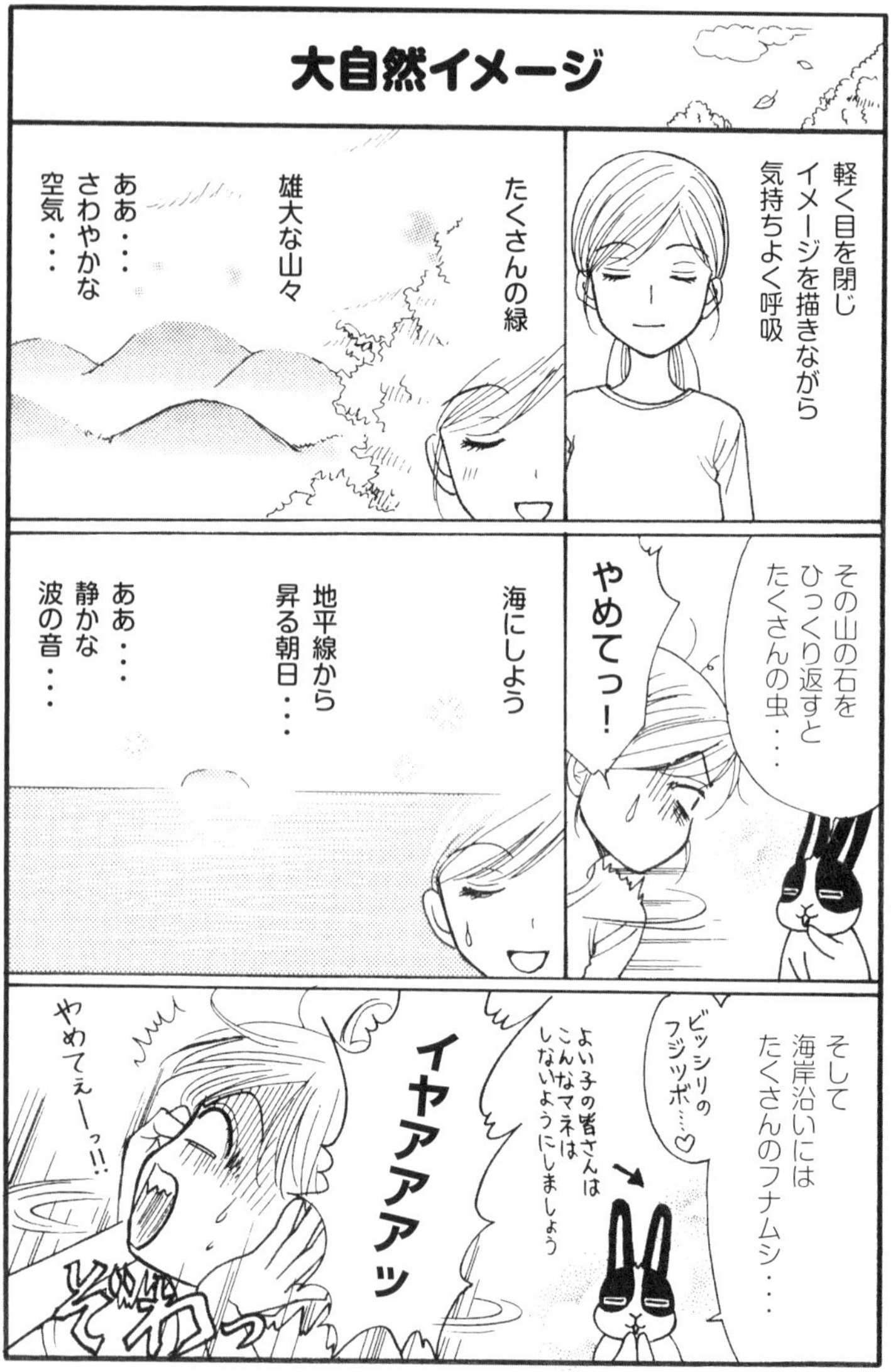
大自然イメージ
軽く目を閉じ
イメージを描きながら
気持ちよく呼吸
たくさんの緑
雄大な山々
ああ…
さわやかな
空気…
その山の石を
ひっくり返すと
たくさんの虫…
やめてっ!
海にしよう
地平線から
昇る朝日…
ああ…
静かな
波の音…
そして
海岸沿いには
たくさんのフナムシ…
ビッシリの
フジツボ…♡
よい子の皆さんは
こんなマネは
しないようにしましょう
イヤアアアアッ
やめてぇーーっ!!

「瞑想を深める呼吸法」6つのステップ

完全呼吸法がある程度、気持ちよく行なえるようになったら、123ページでお話しした「人事を尽くす」ステップは終了です。プラーナのアーヤーマを目指し、呼吸を柔らかく鎮め、心の働きを鎮めていきましょう。

これから紹介する**「瞑想を深める呼吸法」**を繰り返し練習していくと、第3章で解説した『柔』の感覚の深まりを強力に助け、自然な形で瞑想を深めていくことができるようになります。

ステップ1 自然に呼吸する

ラクな姿勢で座り、自然な呼吸を繰り返します。本来は理想姿勢（151ページ参照）がベストですが、快適であれば、この本を読みながらでもOKです。

軽く目を閉じ、気持ちよく鼻で呼吸しましょう。最初は短くても浅くてもよく、とにかく味わい深く呼吸を行なうようにします。自然な呼吸ができているかは、上半身の力が抜けているかどうかで分かります。頭の皮膚、目の奥、のど、首、肩、胸、みぞおちなどが、リラックスできていれば大丈夫です。

こうしたらうまくいく！

イメージの力を借りてみましょう。朝もやがかかる新緑の季節の森、朝日が昇る海岸、雄大な山々、大好きな香りで満たされた空間など、どんな場面でもかまいません。自分に合ったイメージを描くことで、心地よくリラックスできて呼吸がゆるみます。

ステップ2　息の波を広げていく

気持ちのいい呼吸が自然にできるようになったら、息という波の流れを少しずつ広げていきます。ブランコが揺れているときに、自然の流れを尊重しながら、少しずつその揺れを大きくしていくイメージです。

こうしたらうまくいく！

息を吸うときには「どこまで吸えるんだろう」、吐くときには「どこまで吐けるんだろう」という感じで、息の終わりを興味深く感じとっていると、自然と息が深まります。また息の折り返しに近づくほどに息の出入りが少なくなり、深い静寂とともに、一瞬息が止まる瞬間と出合えるはずです。

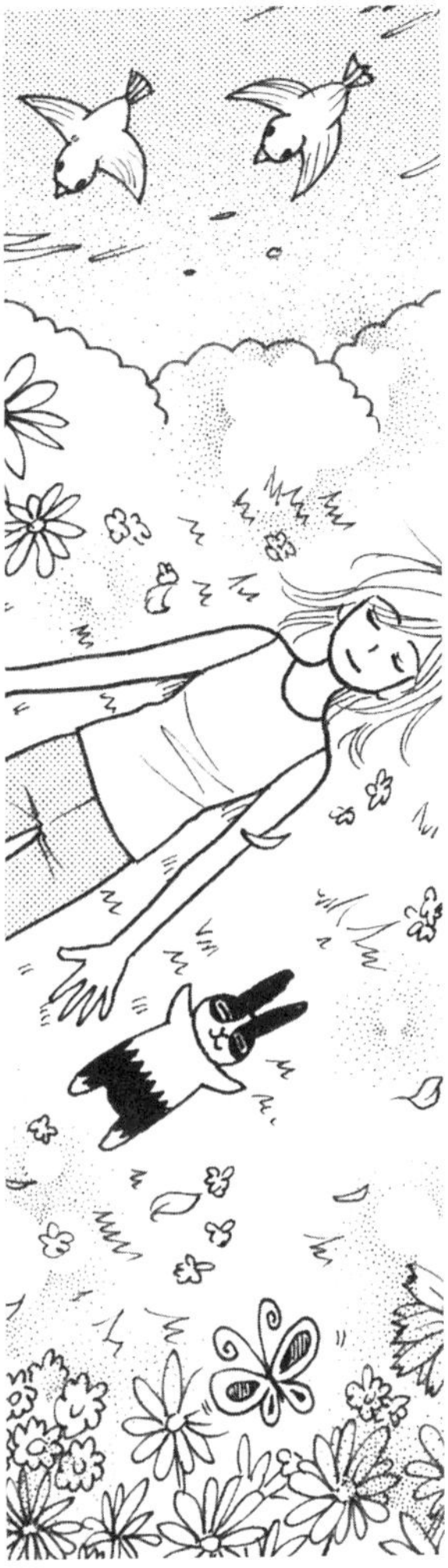

ステップ3　完全呼吸に近づく

とても自然に深い呼吸ができるようになったら、完全呼吸に近づいている証拠です。134ページ〜に従い、完全呼吸の練習をしましょう。

1「お腹を意識しながら息を吐き切る」→2「お腹の膨らみと腰の伸びを意識しながら息を吸い始める」→3「胸を吊り上げながら息を吸い切る」→4「上半身を完全にリラックスさせた状態で息を吐き始める」

この4つのステップを、あくまでも気持ちのいい範囲内で、時間をかけながら深めていきましょう。

こうしたらうまくいく！

完璧《かんぺき》にしようと思わないことが大切です。あくまで今の自分の呼吸を少しずつ深めていくというスタンスで。息の出入りを味わい、呼吸を楽しみましょう。

ステップ４ 息という「風」を感じる

頭を使わずに呼吸ができるようになったら、呼吸を「風」として感じていきましょう。吸う息とともに、少しずつ広がり吊り上がっていく肋骨、その肋骨が下がり、腹筋が収縮していく様子。そうした身体の動きを、スローモーションで感じとっていきます。動きへの集中が深まると、息が生き物であるかのごとく、勝手に動いているように思える瞬間がきます。

自分の意思とは関係なく、勝手に肺が動き、自然に息が繰り返される状態。それが息の流れを「風」として感じられている状態です。

こうしたらうまくいく！

呼吸をすることで身体が動き、肺の圧力が変化します。その流れの結果、息という「風」が気道を通り抜けていきます。この感覚をつかむようにしましょう。

ステップ5　動きを見守る

集中が深まり、呼吸も深まってくると、プラーナはとっても穏やかな流れになってきます。力を使って身体を動かしているのではなく、勝手に動いている身体を見守るような感じです。感覚的にはステップ1と同じような感じです。身体が息の流れを欲し、自然に動いている様子を、ただ静かに見守っていきましょう。

こうしたらうまくいく！

自分の肺や息の流れを、自分のものであるという意識を捨て、波打ち際で寄せては引いていく波を見ているような感覚で、息の流れを見守りましょう。

ステップ6　動きを小さくする

深い呼吸法を経て、より瞑想的な呼吸法へいくためのステップです。ただ心静かに息の流れを見守っていると、全身の筋肉や脳がくつろいで酸素消費量が少なくなり、自然と息が浅くなってきます。意図的に息を浅くしようとせず、ただ事の行く末を見守っていると、息をしているのか、止まっているのか分からないくらいの、小さい振り幅の呼吸を感じられるようになります。これに同調して、心の働きも動いているのか、止まっているのか分からないほどに鎮まり、やがては心が空っぽになって、瞑想が穏やかに深まっていきます。

こうしたらうまくいく！

どんな息をしようとも、そこからどんな感覚が感じられようとも、すべてを大らかな気持ちで受け入れ、見守るような気持ちでいましょう。

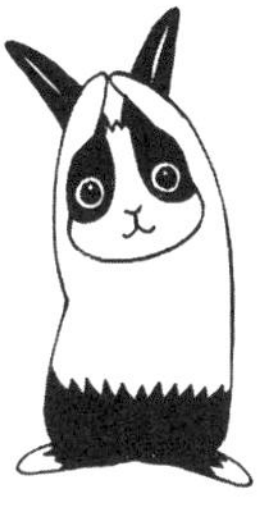

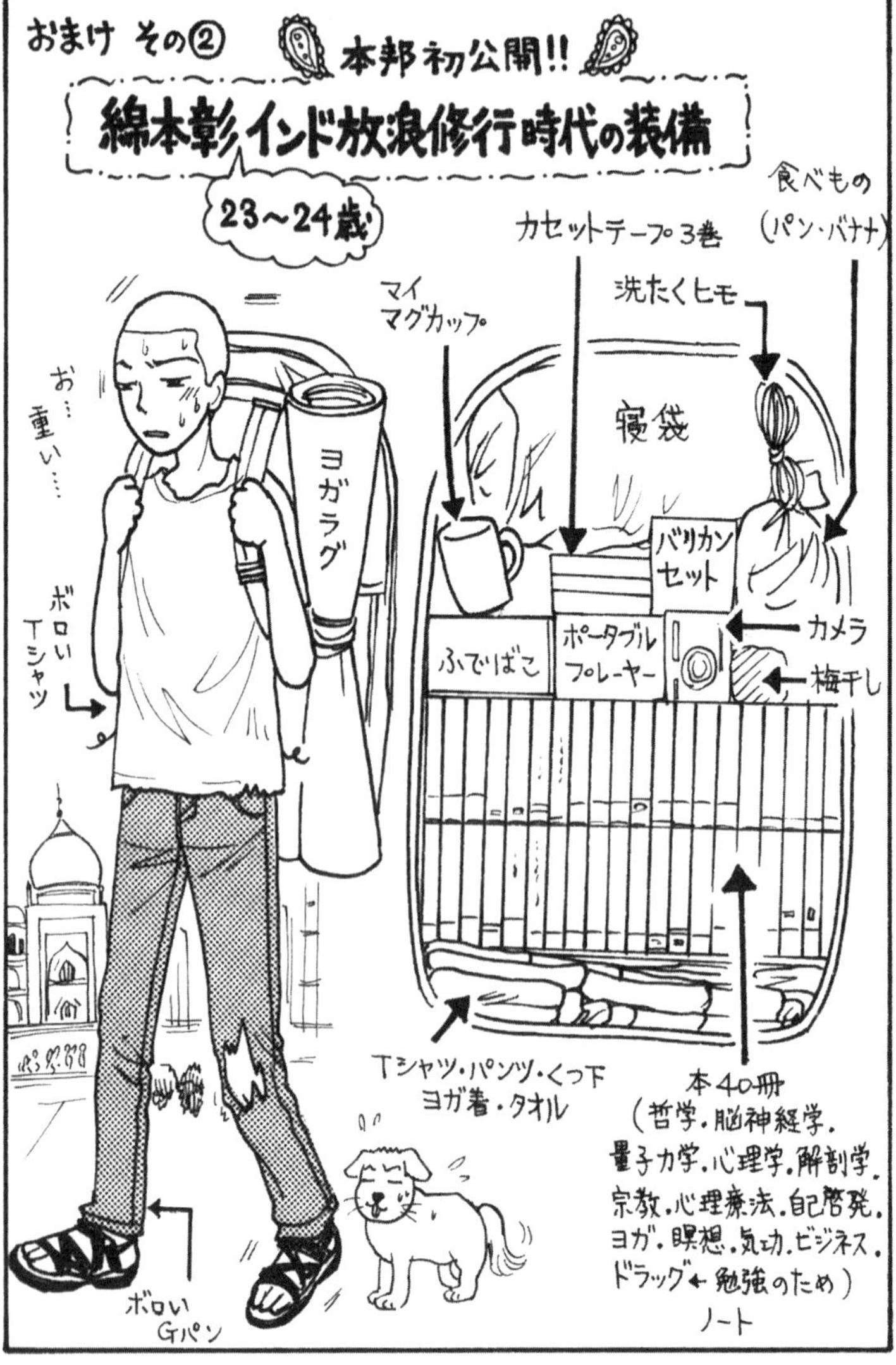

荷物の大半は参考図書。その日習ったことを、さまざまな分野から考察して、自分なりの解釈の仕方で理論を整理・構築。しかし荷物、重かった。。。

第5章

「身体」を調整しよう

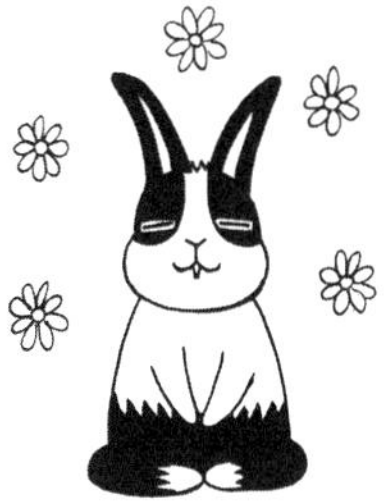

理想的な姿勢

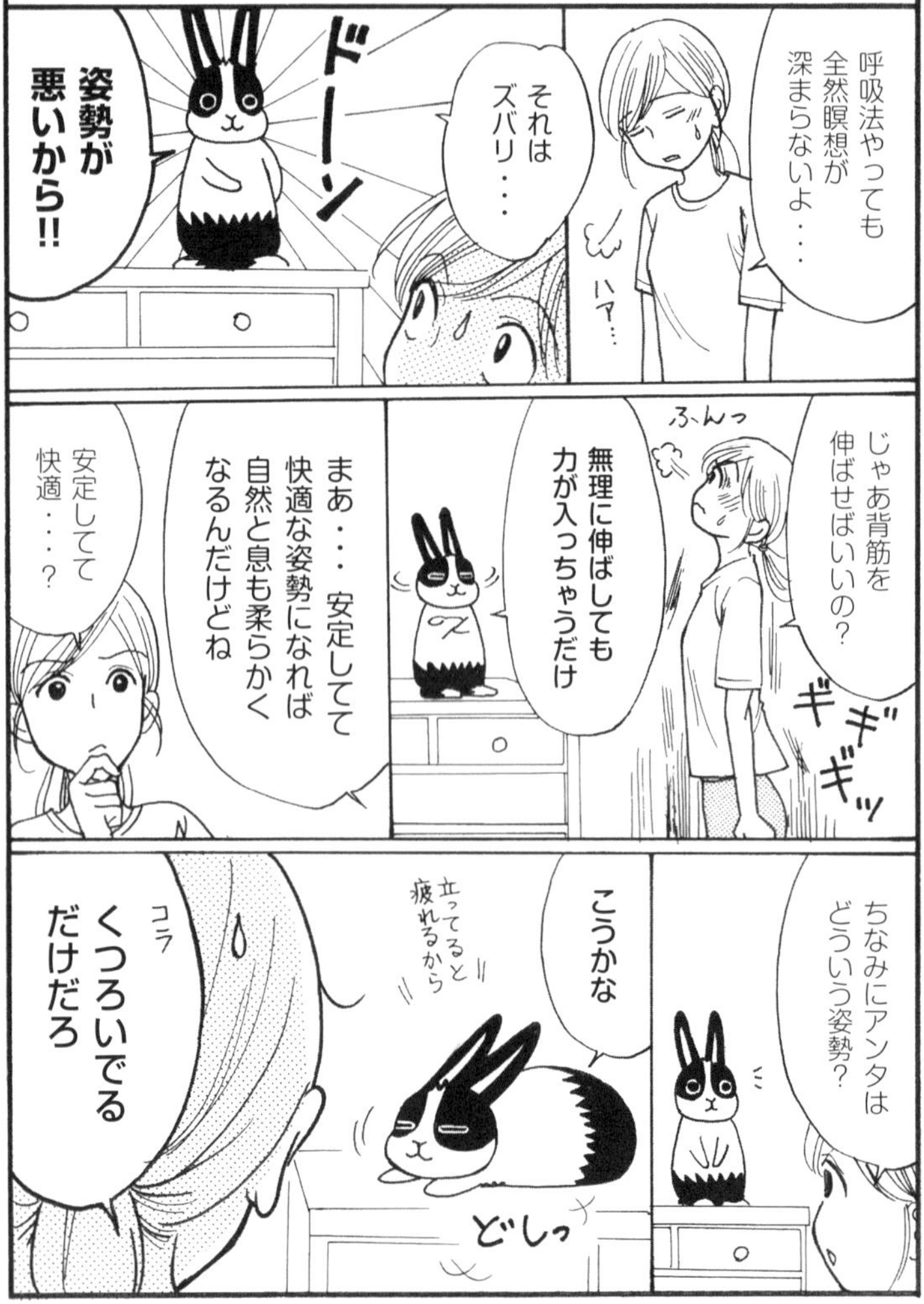
呼吸法やっても全然瞑想が深まらないよ・・・
ハァ…
それはズバリ・・・
ドーンッ
姿勢が悪いから!!
ふんっ
じゃあ背筋を伸ばせばいいの?
ギギギッ
無理に伸ばしても力が入っちゃうだけ
まあ・・・安定してて快適な姿勢になれば自然と息も柔らかくなるんだけどね
安定してて快適・・・?
ちなみにアンタはどういう姿勢?
こうかな
立ってると疲れるから
どしっ
コラ
くつろいでるだけだろ

瞑想を行なう理想姿勢「アーサナ」とは？

瞑想《めいそう》を深めていくうえで、呼吸はその要《かなめ》とも言える大切な要素です。でも、実際に呼吸法を行なってみると、

「ついつい肩に力が入ってしまったり、息苦しくなったりで、なかなか呼吸が柔らかくならず、ゆえに心も鎮《しず》まらない……」

ということが、よくあることに気づくでしょう。

なぜ、思うように呼吸を深められないのでしょうか？

――その答えはとても簡単。ズバリ姿勢が悪いからです。

呼吸は、主に肋骨《ろっこつ》と横隔膜《おうかくまく》が動くことで行なわれます。なので、たとえば猫背になっていれば、肋骨が狭まった形に固定され、十分に肺が動きません。

同時に内臓も圧迫され、横隔膜が常に押し上げられる形になり……これでは、息が深まるはずもありませんよね。

「猫背がダメなら、背筋を伸ばせばいいんでしょ？」

と何の戦略もなく、無理やり背筋を伸ばしてみたところで、思ったほど呼吸は深まらないはずです。

無理に姿勢をよくしようとしたことで、不必要な筋肉（肩や胸、みぞおち、背中など）に力が入り、その緊張が、ゆったりとした呼吸を妨げるからです。

また、第4章でも触れたように、普段からストレスをため込んでいる人は、呼吸がガチガチに緊張してしまっています。感情を抑えるクセがついていると、同時に呼吸も押し殺してしまう習慣がついているからです。

そんな理想とは程遠い状態で、いくら呼吸法をやってみても、思い描いた通りに呼吸が深まるはずもなく、当然のことながら瞑想も深まりません。

だからこそ逆に、**理想的な姿勢をつくって環境を整えてあげさえすれば、不思議なほど気持ちよく呼吸が深まり、自然と心も鎮まって瞑想を深められる**のです。

このときの理想的な姿勢のことを、ヨガでは**「アーサナ」**と呼び、瞑想や呼吸法を行なうベースとして、とても大切に考えています。

「アーサナ」の語源は、サンスクリット語のアースという動詞で、「座る」という意味を持っています。このため「座法《ざほう》」と訳されたり、近年では「ポーズ」と訳されたりすることが多いようです。が、個人的に最もしっくりくるのは、**呼吸法や瞑想を行なうための「理想姿勢」**という訳です。

実際、瞑想ヨガの教科書『ヨガスートラ』では、アーサナのコンセプトを、

「アーサナとは、安定かつ快適な姿勢のことである」

とキッパリ言っています。シンプルでありながら、アーサナの本質を見事に言い切

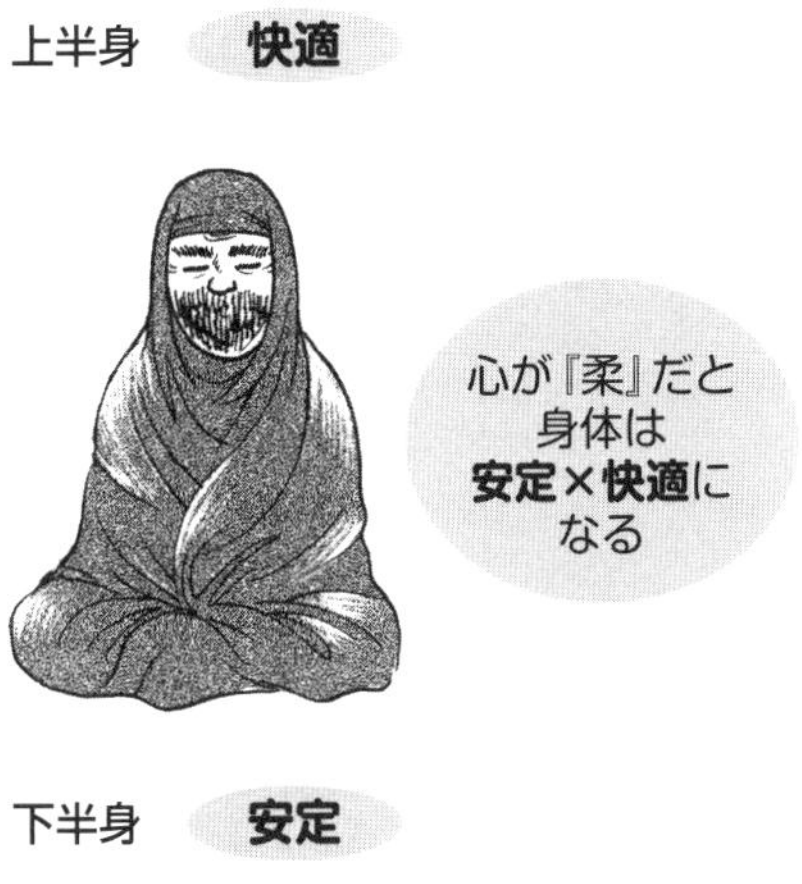
上半身 快適
心が『柔』だと
身体は
安定×快適に
なる
下半身 安定

っている、とても奥深い言葉です。

というのも、私たちの心に『柔《やわら》』が培《つちか》われ静寂が増すと、身体《からだ》が自然と「安定」し「快適」になってくるのです。

ですから、その逆もまたしかりで、**身体がどっしりと「安定」し、すっきりと「快適」にさえなれば、自然と息が柔らかくなり、『柔』の心が育《はぐく》まれて瞑想が深まっていく**のです。

つまり、**アーサナとは単なる足の組み方や座り方ではなく、『柔』の心を育むための姿勢**なのです。

また、このアーサナを「ポーズ」と訳すと、どうしても「脇腹が伸びて気持ちがよい」とか、「お腹が引きしまってすっきりする」とか、そういった類《たぐい》のイメージがつきまといますが、そのポーズの本当の狙いも、姿勢を「安定」させ、「快適」に保つことにあり、その姿勢で瞑想を深めることにあるのです。

これこそが、ヨガのポーズとストレッチの明快な違いです。

つまり、極端な例ですが、お笑い芸人がするようなふざけた格好であったとしても、**「安定」と「快適」が追求されるならば、その姿勢はアーサナ、すなわち瞑想のための姿勢と呼ぶことができる**のです。

このように、アーサナとは理想的な姿勢を追求すること。言い換えると、理想的な背骨の伸ばし方を追求すること。そして、そのことによって、瞑想を深めるためにあるものなのです。

ヨガの教え
18

安定して快適な姿勢をつくれば、自然に瞑想は深まる

YOGA MANGA

股関節を安定させよう

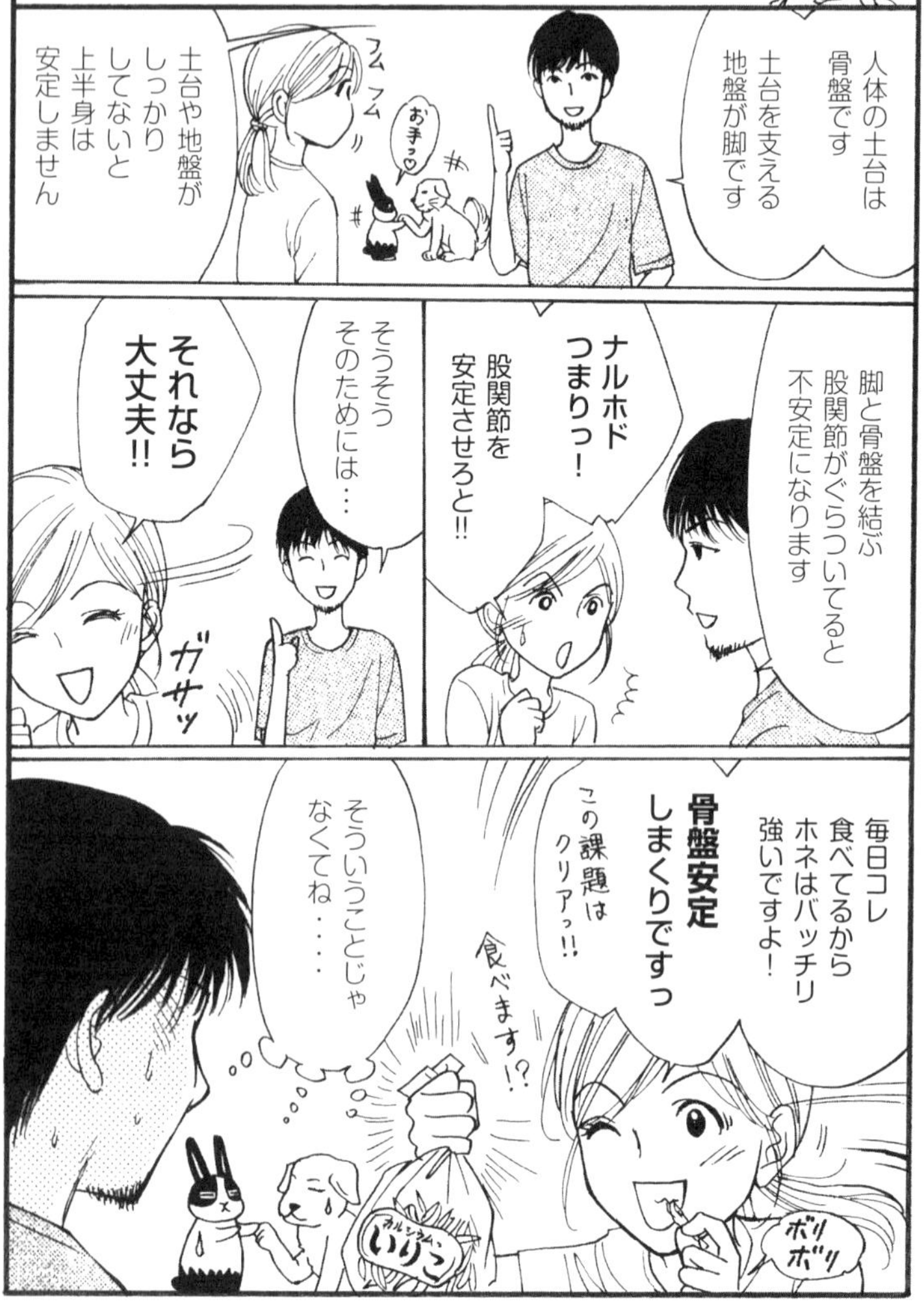

「ムーラ・バンダ」――股関節を安定させる

先ほど、「瞑想を深めるには身体の〝安定〟が不可欠」とさらりと書きましたが、この身体の「安定」というのは、実はとても奥深い理論に基づいているものです。

私たちの身体は――ものすごくドライな言い方をすれば、地球という重力ある環境に存在する、ひとつの構造物です。どんな構造物にも、建物の基礎の部分や木の根っこのように、その要となる土台があります。

人体における土台にあたるもの、それが「骨盤」です。

土台がしっかり安定していないと、構造物は不安定になります。人間の身体も、骨盤がしっかりと安定し、また安定させるだけの筋力がなければ、骨盤の上に乗っかる上半身は非常に不安定なものになります。結果、あらゆる活動は実に危なっかしいものになります。

そして、どんなに強靭《きょうじん》な根っこでも、それを支える大地がぬかるんでいては木が揺らいでしまうように、土台を支える地盤がゆるいと、「安定」は簡単に崩れてしまいます。この**地盤に当たるのが、人体の場合「脚」**になります。

二足歩行する私たち人類にとって、脚は骨盤をその下で支える、まさに地盤に当たる存在。

中でも、脚と骨盤を結ぶ「股関節《こかんせつ》」がぐらついていると、私たちの骨盤はとても不安定になり、精神的にも落ち着いて物事に取り組む姿勢が奪われます。

ビルの屋上から地上を見下ろしたとき、

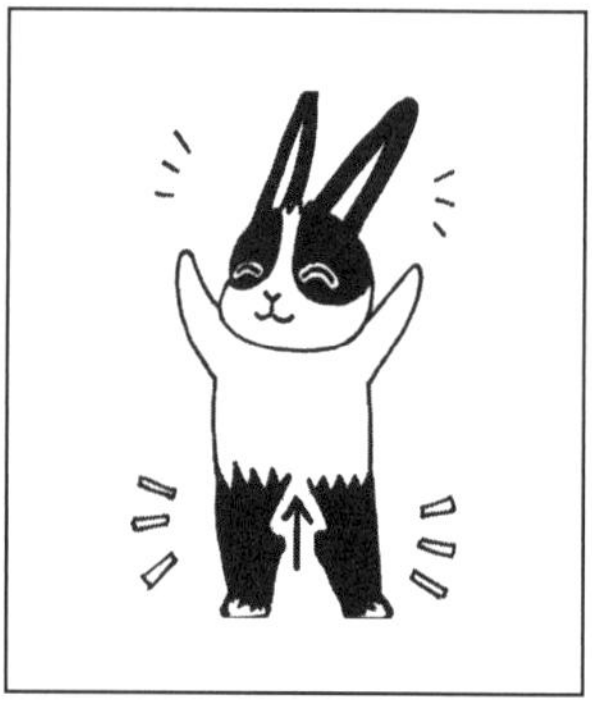

骨盤底が軽く引き締まると、骨盤が安定しやすい

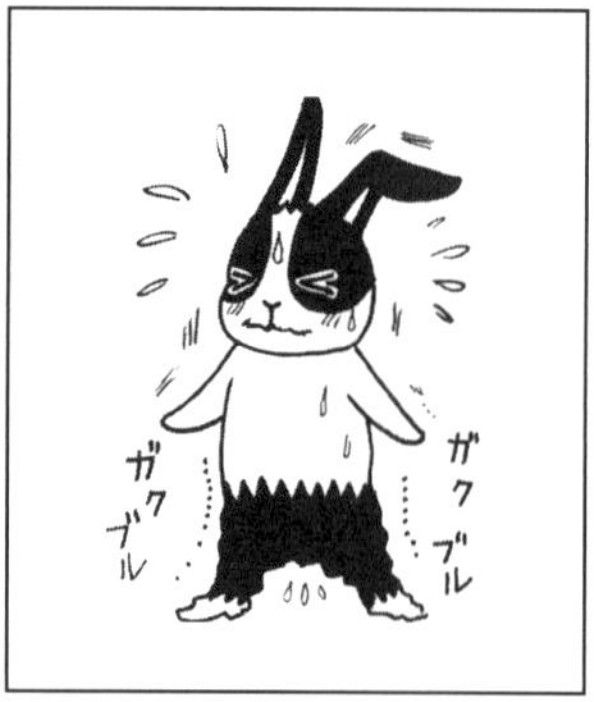

骨盤底がゆるむと、脚が震えて骨盤が不安定に。時に尿もれも

脚がガクガク震えて股間がすくみ、精神的にも不安定になってしまうのが、この最たる例です。

この**股関節を安定させるために編み出されたのが、「ムーラ・バンダ」と呼ばれるテクニック**です。サンスクリット語でムーラは「根」、バンダは「締めつけ」なので、ムーラ・バンダは「根の締めつけ」という意味になります。

具体的には、**骨盤底（会陰部《えいんぶ》）を軽く引き締め、わずかに引き上げるようにすることで股関節が安定し、そのことで骨盤や身体全体のみならず、精神的な安定感が増す**ということです。

逆に、骨盤底がゆるむと股関節もゆるみ、骨盤が不安定になって、精神的にもぐらついてしまいます。

だから、腰を据えて物事に取り組むためには、この部分を軽く引き上げるようにして、わずかに引き締めればよいのです。そうすれば、股関節と骨盤が安定し、おのずと心も落ち着いてきます。

第4章で紹介した、全身を巡る活力（エネルギー）つまりプラーナは、会陰部から始まり腰の中心部を経て、頭頂に向かって流れていきます。

会陰部はプラーナの起源でもあり、そこがゆるんでいては気が上昇せずに流れ落ちてしまい、やる気が出ない状態に陥りがちです。

骨盤底のゆるみは、股関節が不安定になるだけではありません。このあとに詳しく説明しますが、骨盤底がゆるんでいるとお腹の圧力が高まりきらず、背骨をうまく伸ばすことができなくなります。

といっても、**骨盤底を力任せにぎゅっと締めるのは、心身にとってよいことではありません。**その周辺に、不必要な緊張が慢性化してしまう可能性があり、また骨盤は頭蓋骨《ずがいこつ》と関係が深いので、頭部にまで緊張が生じることさえあります。

本当にわずかな力で……というよりは、軽く引き上げるイメージを描く程度の力で、引き締めることが大切です。

息が浅くなったり、肩に力が入るようであれば、力の入れすぎです。そういった場合には、ポーズ中にムーラ・バンダの練習を行なうようにすれば、力みすぎても、すぐにほぐせるようになります。

そういった練習を繰り返すことで、恐らく**皆さんが想像しているよりも、はるかに小さな力で、骨盤や精神は安定させることができる**のです。

ヨガの教え
19

会陰部を軽く引き上げること（ムーラ・バンダ）で、心身が安定する

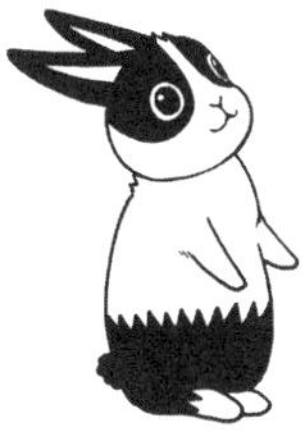

YOGA MANGA

ウキウキ背骨のばし

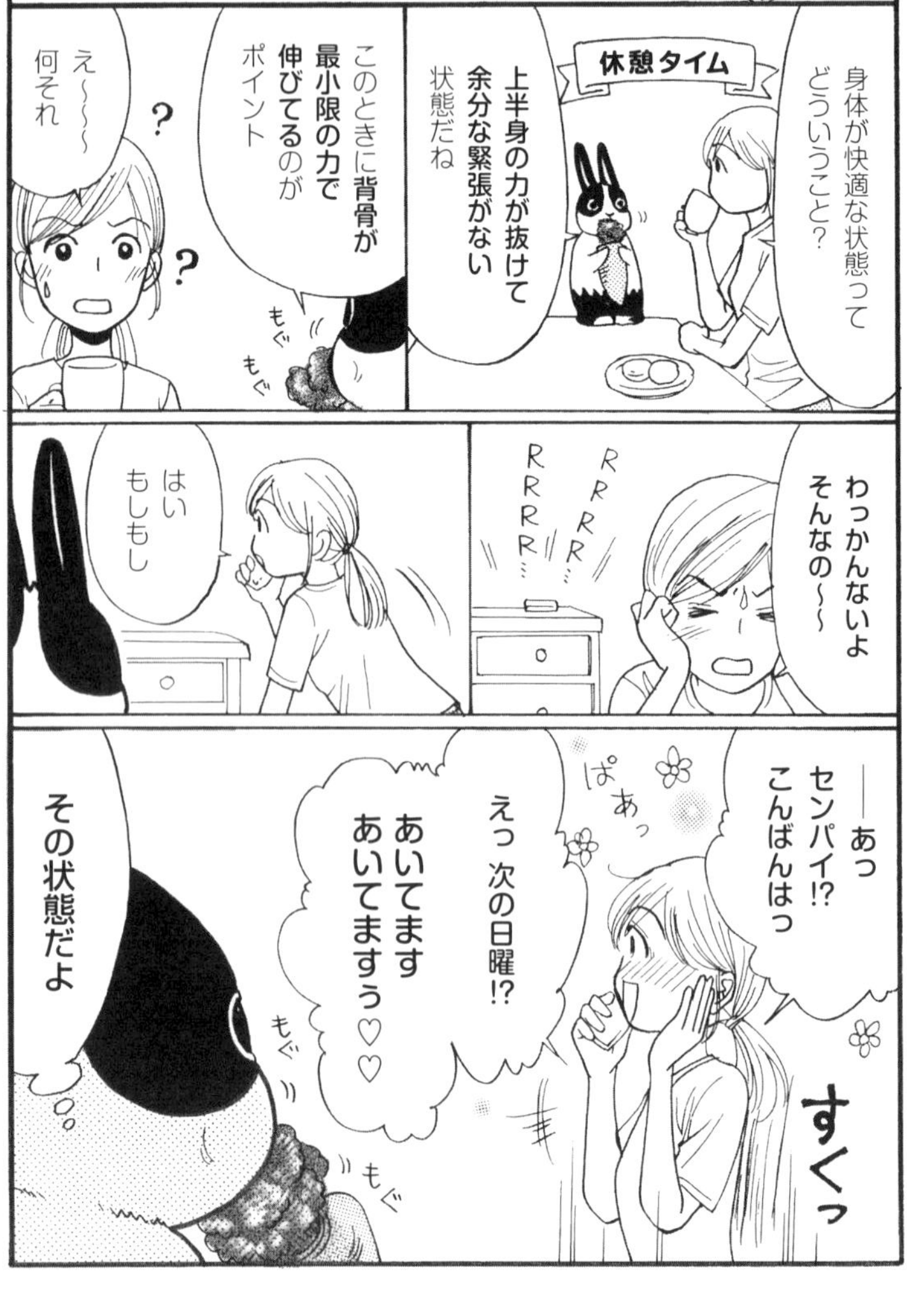
休憩タイム
身体が快適な状態って どういうこと?
上半身の力が抜けて 余分な緊張がない 状態だね
このときに背骨が 最小限の力で 伸びてるのが ポイント
もぐ もぐ
え〜〜〜 何それ
? ?
RRRR…
RRRR…
わっかんないよ そんなの〜〜
はい もしもし
——あっ センパイ!? こんばんはっ
ぱあっ
えっ 次の日曜!? あいてます あいてますぅ♡♡
すくっ
その状態だよ
もぐ
もぐ

「ウディヤナ・バンダ」――腹圧を高める

瞑想を深めるもう一方の要素、身体が「快適」であるとは、どんな状態なのでしょう？

たとえば、マッサージをされたときを思い出してみてください。多少痛くても気持ちよく感じることもあれば、どんなに優しくマッサージしてもらっても、不快に感じることもあります。

実は、**身体の快や不快には、精神的なものが大きく影響しています。**

そして、私たちが「快適」だと感じているときは、必ず上半身の力が抜けて無防備になり、呼吸が柔らかく自然なものになっています。逆に不快なときには、身構えるように肩に力が入り、息も詰まったものになります。

ですから、**身体が快適な状態とは、上半身に余分な緊張がなく、呼吸が快適な状態**といえます。このとき、背骨が最小限の力で伸びていることがポイントになります。

では、快適な呼吸ができるほど小さな力で背骨を伸ばすには、どこに気をつけて姿勢を正せばよいのでしょうか。

そのカギは**「腹圧」**にあります。

腹圧とは、文字通りお腹の圧力を指し、後ろが骨盤、前が腹筋群、上が横隔膜などに囲まれた部分の圧力のことです。

私たちは、**疲れたり元気がないときには腹圧が弱く、内側から背骨をタテに伸ばす力が不足している**ので、猫背になりがちです。いわば、見ているだけでも元気が吸い取られそうな姿勢になります。

この状態で無理に姿勢を正そうとすると、腹圧が低いまま、身体の表面の筋肉を使って背骨を伸ばそうとするので、肋骨の動きが妨げられ、快適な呼吸ができなくなります。快適でないゆえに、時間がたつにつれて元通りの猫背になります。

また、姿勢を保とうと努力したところで、無理に緊張している状態なので、ヘトヘトに疲れ果ててしまうことになります。

一方、**腹圧が高いと、背骨を内側からタテに伸ばす力が働くので、肋骨の動きが妨げられることもなく、呼吸がゆったりと繰り返されます。**ゆえに、いつまでもこの快適な姿勢を保つことができます。

大好きな人からデートの電話を受けたときを、思い浮かべてください。自然と背骨が軽くなって跳び起きませんか？　デートの最中もウキウキして心も身体も軽くなり、背骨を伸ばしているのも苦にならないですよね？

瞑想時に導いていきたい姿勢は、後者の背骨の伸ばし方です。後者の姿勢は、主にお腹の奥についている筋肉が引き締まって「腹圧」が高まるので、内側から背骨が伸ばされるのです。

このときの腹圧を意図的につくり出すのが、**「ウディヤナ・バンダ」**と呼ばれるテクニックです。

サンスクリット語で、ウディヤナは「上昇する」という意味で、私たちの心身をウキウキと軽くするため、お腹の奥のほうを軽く引き締め、やる気に満ちているときの背骨の伸ばし方を再現しようというわけです。

ここまで説明したように、「腹圧」は「意欲」と密接にかかわっています。

心の底から何かしたいことがあると、腹圧も自然な形で高まり、意欲がしぼむと、腹圧もしぼんで姿勢が悪くなります。

だからといって、がむしゃらに力を入れて腹圧を高めればよいかというと、そんなことはありません。

意欲を引き出すためのお腹の力の入れ加減は、「ムーラ・バンダ」同様、とても繊細なものです。やみくもに練習しても身につくものではありません。大切なのは慣れること。そして、「ウキウキと心弾んでいるときのお腹の感じ」を再現すれば、上達が早いでしょう。

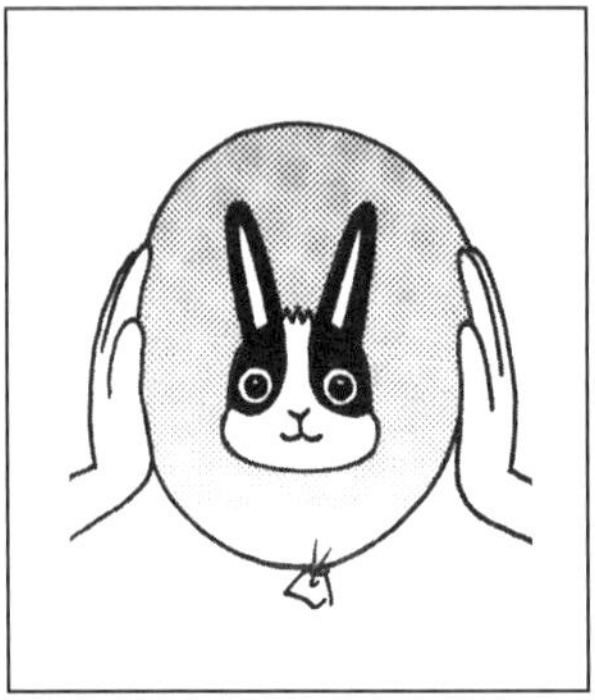

風船を横から押すと……

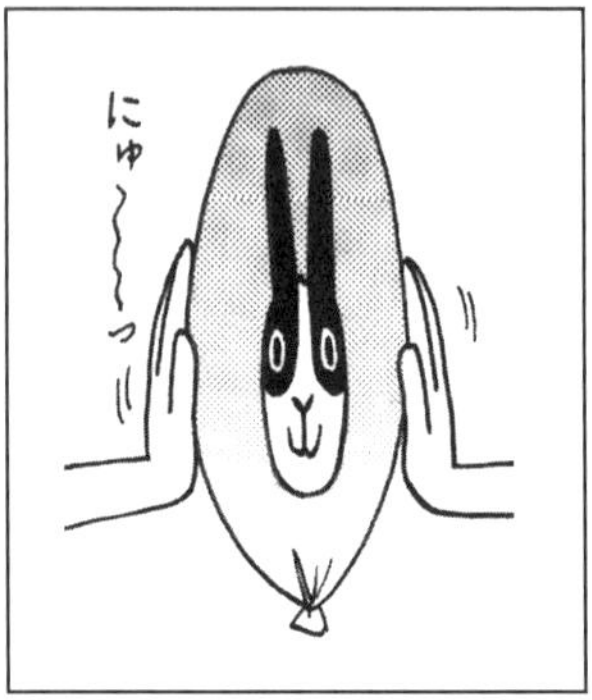

タテに伸びるのがウディヤナの原理

前述したように、腹圧は意欲を映す鏡のようなものです。私たちの身体はとてもよくできており、心の底から何かやりたいことがあると、**自然と骨盤底が軽く引き上がり、下腹の奥が引き締まって腹圧が高まり、物事に取り組む姿勢が、自動的につくられる**ようにできているのです。

そして、この「物事に取り組む理想的な姿勢」を意図的に引き出してくれるのが、「ムーラ・バンダ」であり、「ウディヤナ・バンダ」という繊細な筋肉のコントロール法なのです。

ヨガの教え
20

下腹の引き締め（ウディヤナ・バンダ）で、快適な呼吸を支える柱ができる

YOGA MANGA

ゆるゆる舟漕ぎ

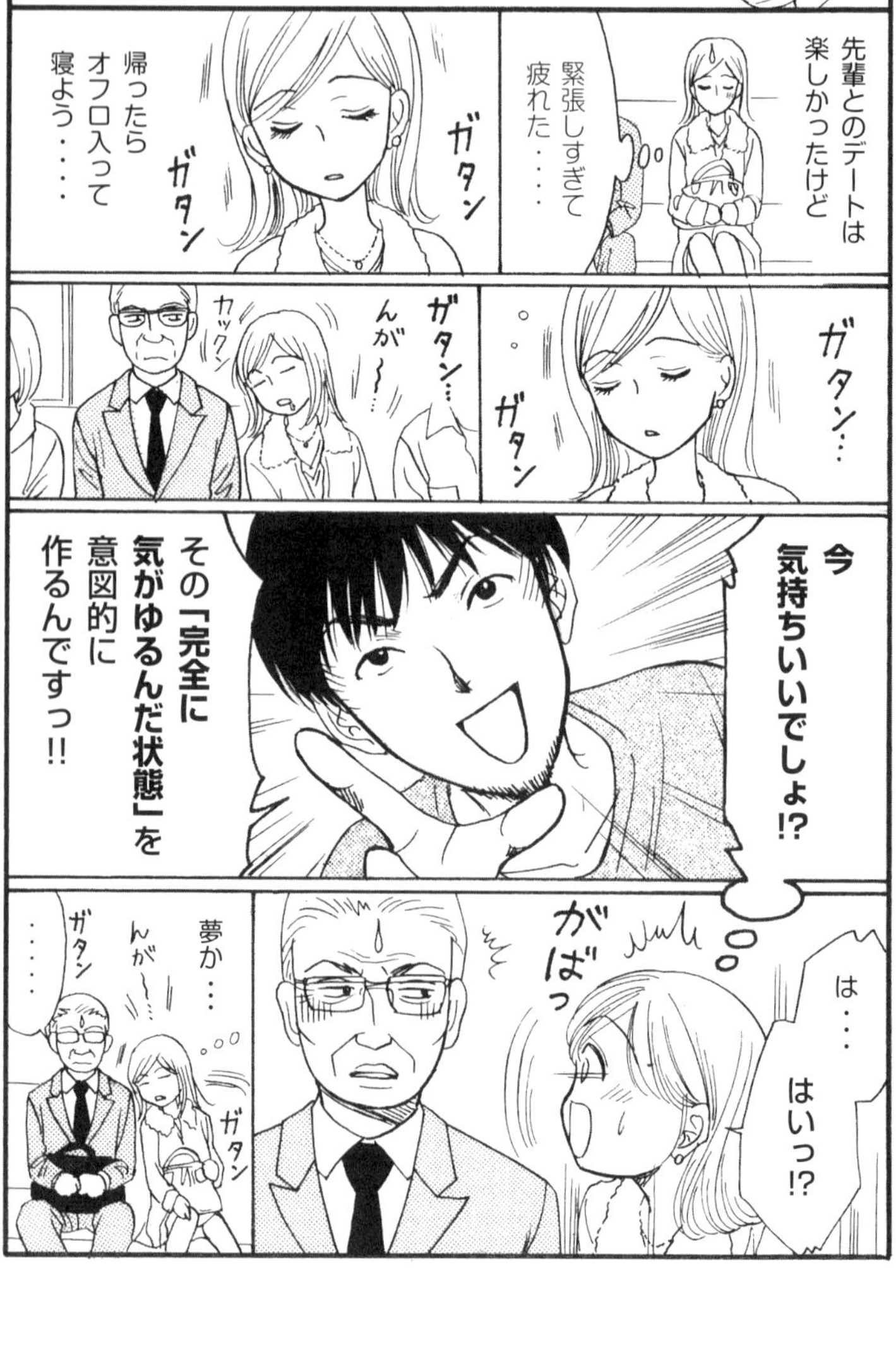
先輩とのデートは楽しかったけど
緊張しすぎて疲れた・・・・
ガタン
ガタン
帰ったらオフロ入って寝よう・・・・
ガタン・・・
ガタン
ガタン・・・
んが～・・・
カックン
今気持ちいいでしょ!?
その「完全に気がゆるんだ状態」を意図的に作るんですっ!!
は・・・はいっ!?
がばっ
夢か・・・
んが～・・・
ガタン
・・・・
ガタン

「ジャーランダラ・バンダ」――快適な状態をつくる

「身体を快適に保つためには快適な呼吸が必要であり、そのためには快適な背骨の伸ばし方が必要になる」

と説明しましたが、それでもまだ、私たちの身体が快適にならない場合があります。

というのも、快適さをつくり出す要、つまり「のど」がゆるんでいないと、本当に快適な状態はつくり出せないのです。

分かりやすく説明しましょう。いくらウキウキするデートで自然にお腹の圧力が高まり、背骨がすらりと伸びたとしても、あまりのドキドキで肩に力が入っていては快適とはいえません。

逆に、大仕事を終えた後に「肩の荷が下りる」、つまり**肩の力が抜けると精神的にもほっとして、完全にくつろいで快適な状態をつくり出すことができます。**

こう説明すると、「肩」がリラックスのカギを握っているように思われがちですが、ヨガの世界では、肩の多くの筋肉が付着している**「首」や「のど」を、快適さの中枢であると教えています。**

たとえば、疲れ果てて乗った電車の中で、扇風機のように頭を振り回し、ゴツンゴツン頭を窓にぶつけながら眠りこけた経験はありませんか？　私はあります。（笑）ないにせよ、少なくともそういった光景に遭遇したことはあると思います。実は、**居眠り＝理性を手放した状態**です。私たちは理性という最後の砦《とりで》を手放すと、のどや首の力が抜けて頭の重みを支えきれず、いわゆる「舟を漕《こ》ぐ」状態に陥るのです。

羞恥心《しゅうちしん》が残っていては、人様の前で大きな口を開け、よだれを垂らすやもしれないというリスクを負ってまで、眠れるわけがありません。ところが、その羞恥心を上回る眠気が訪れたとき、私たちはその最後の一線を乗り越え、心地の良い眠りへといざなわれてしまうのです。

この、守り続けた最後の一線を越えてすべてを手放し、完全に「気がゆるんだ状態」を意図的につくるのが、**「ジャーランダラ・バンダ」**と呼ばれるテクニックです。

ジャーランダラというのは、「蜘蛛《くも》の巣」とか「網目」のことで、ウディヤナによって上昇した気が、頭部を直撃して目を血走らせ、頭の中を忙しく動き回らぬように、網目で濾過《ろか》するという意味です。

この「ジャーランダラ・バンダ」のやり方は、他《ほか》に比べてはるかに簡単で、**のどの奥、首の力を完全に抜くだけ**です。要するに電車の中で舟を漕ぐ、あの無防備な感じを再現すればよいだけです。

そして、この**「ジャーランダラ・バンダ」をすることで脳の働きが深く鎮まり、心が安らぎ、心身の「快適」が仕上がっていく**のです。

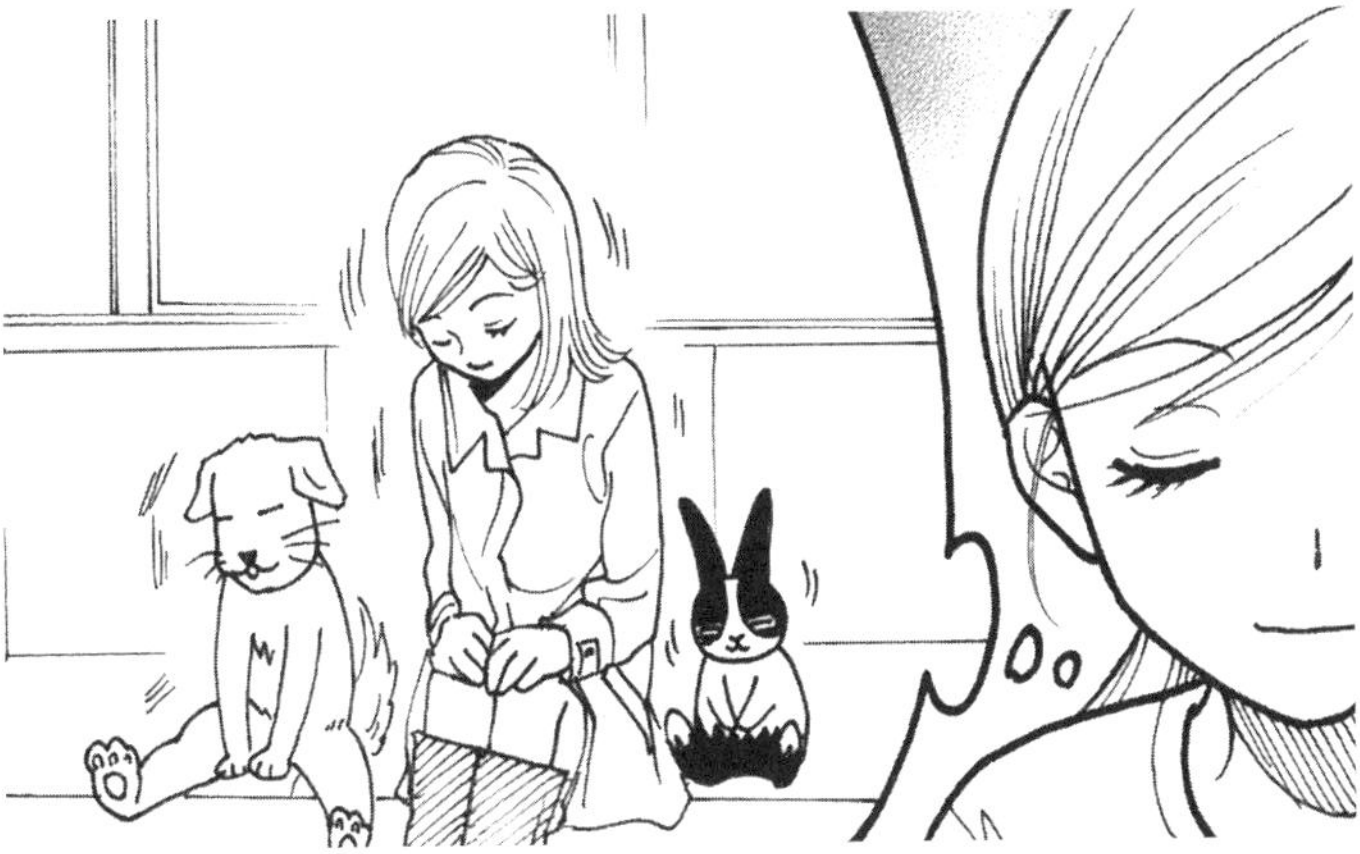

「ジャーランダラ・バンダ」をしたときに、腹圧が弱く猫背になっていると、快適は快適なのですが、眠気のほうにまっしぐら。朦朧《もうろう》として、頭の中を再び妄想だの幻想だのが占拠する始末となります。

ですが、「ウディヤナ・バンダ」ですらりと背骨が伸びていると、意識がとてもクリアなまま集中が保たれ、それでいてとてもくつろいでいるので、心がどんどん鎮まっていきます。

また、**完全な「ジャーランダラ・バンダ」を行なうと、頭が前に垂れ落ちて、のどが圧迫される姿勢になります。**

これがバンダ（締めつけ）と呼ばれる理由なのですが、多くの指導者は、こののどの部分をあえて締めつけ、圧迫することに意味があると教えます。

ただ私の見解はこの逆で、のどが締めつけられるのは結果にすぎず、むしろ大切なのは、のどや首の力を抜くことだと考えています。このことで、人前で羞恥心を捨て眠りこけるほどにすべてを手放すことができるのです。そうして**心を明け渡せるからこそ、とてつもない心身の快適さがつくり出せる**のだと考えています。

ちなみに、のどの力を完全に抜いて頭を前に垂らしたときに、首が痛いという人は、少しだけ首を背骨の延長線上に伸ばし、まっすぐに保ってみてください。

いずれにしても、下腹の奥が適度に引き締まって背骨が伸びると、上半身の力が抜けて身体がラクになり、呼吸もゆったりと保てるようになります。そして、首やのどの力も抜けて気持ちがラクになってきます。

つまり、この姿勢をつくり出せれば、心身の「快適」を導くことができるのです。

ヨガの教え
21

のどの完全なるくつろぎ（ジャーランダラ・バンダ）で、快適が完成する

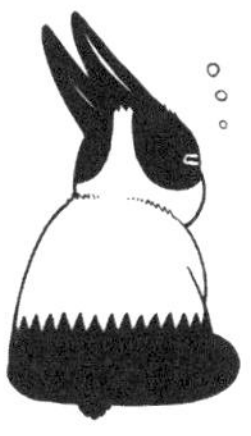

アーサナ完成の6つのポイント

「瞑想を深める姿勢づくり」の最大のポイントは、身体を「安定」させ、「快適」に保つこと。そのためにカギとなるのが3種類のバンダでした。

これまで見てきたように、3種のバンダはそれぞれ**脚（股関節）**、**背骨**、**首**といった身体の3本の支柱とかかわりが深いのですが、実はこの部分を調整することで、**お腹、胸、頭という身体の3つの空洞（スペース）が調整される**と、ヨガでは教えます。

つまり、私たちの身体は3つの空洞と、それを支える3本の支柱として単純化することができるのですが、この計6所がバンダによって整うというわけです。

ここでは、その6カ所をどういう状態にセットすれば瞑想が深まりやすくなるのか、そのポイントを改めて整理すると同時に、それらの身体調整が、実は心の調整に直結しているということを確認しながら見ていくことにしましょう。

脚 **常に骨盤を安定させるよう働いている**

立っていても、座っていても、どこから押されても骨盤が揺らがないよう、常にわずかに引き締まり、とりわけ骨盤底の軽い引き上げによって股関節が安定していること。このことで、**精神的にも安定した状態を築くことができる。**

お腹 **内側に向けて軽く引き締まっている**

骨盤底が軽く引き上がり、お腹の奥のほうの筋肉が穏やかに引き締まることで、腹圧が高まって充実していること。このことで、**精神的にもやる気に満ちた状態がつくられ、「欲する」心が養われる。**

背骨 **上に向けて気持ちよく伸びている**

背中やお腹の表面の筋肉ではなく、お腹の圧力が高まることで背骨が内側から伸ばされ、最小限の力ですらりと伸びていること。このことで、**心にも軽さが生まれ、快活に何かに取り組もうとする気持ちが生まれる。**

胸　緊張がとれ、放射状に広がっている

胸や肩甲骨まわりの緊張がほぐれ、気持ちのいい呼吸が自由にのびのびと繰り返されていること。このことで快適さが増し、**さまざまなことを受け入れ、「認める」心が養われる。**

首　くつろいで、すらりと上に伸びている

首やのど、肩まわりの力が抜けていて、とてもリラックスしていること。このことで、気楽な状態がつくられ、**安心して何かに委《ゆだ》ねることができるような心の状態が導かれる。**

頭　詰まりがなくリラックスしている

目やその奥、脳がリラックスしていて、とても受動的な状態が保たれていること。このことで、何かを思い通りに制御しようとするよりも、**ただありのままの感覚を味わい、受け取ろうとする、「感じる」心が養われる。**

＜瞑想を深める姿勢＝アーサナ＞

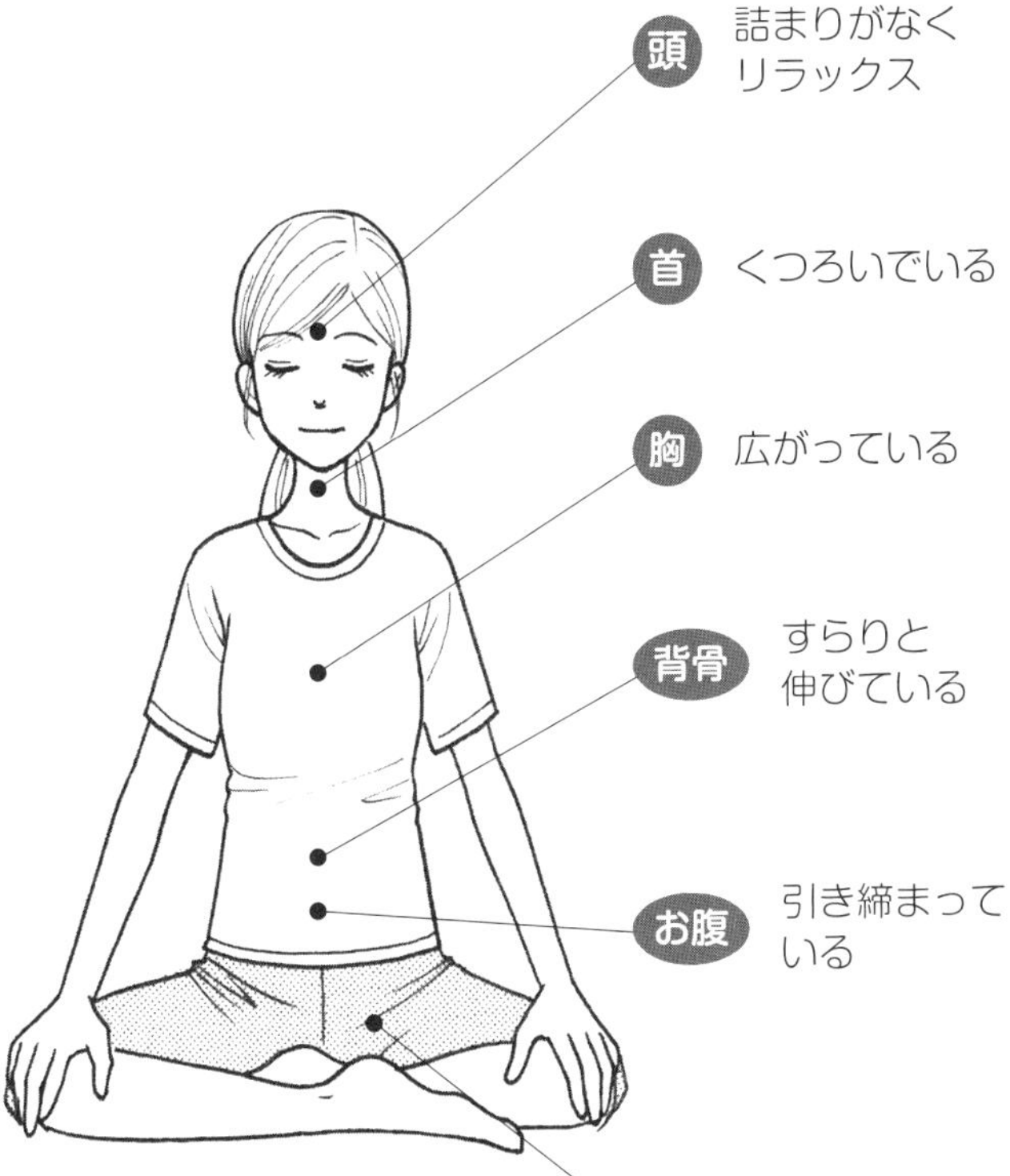
頭
詰まりがなく
リラックス
首
くつろいでいる
胸
広がっている
背骨
すらりと
伸びている
お腹
引き締まって
いる
脚
安定している

YOGA MANGA

バンダでランクアップ

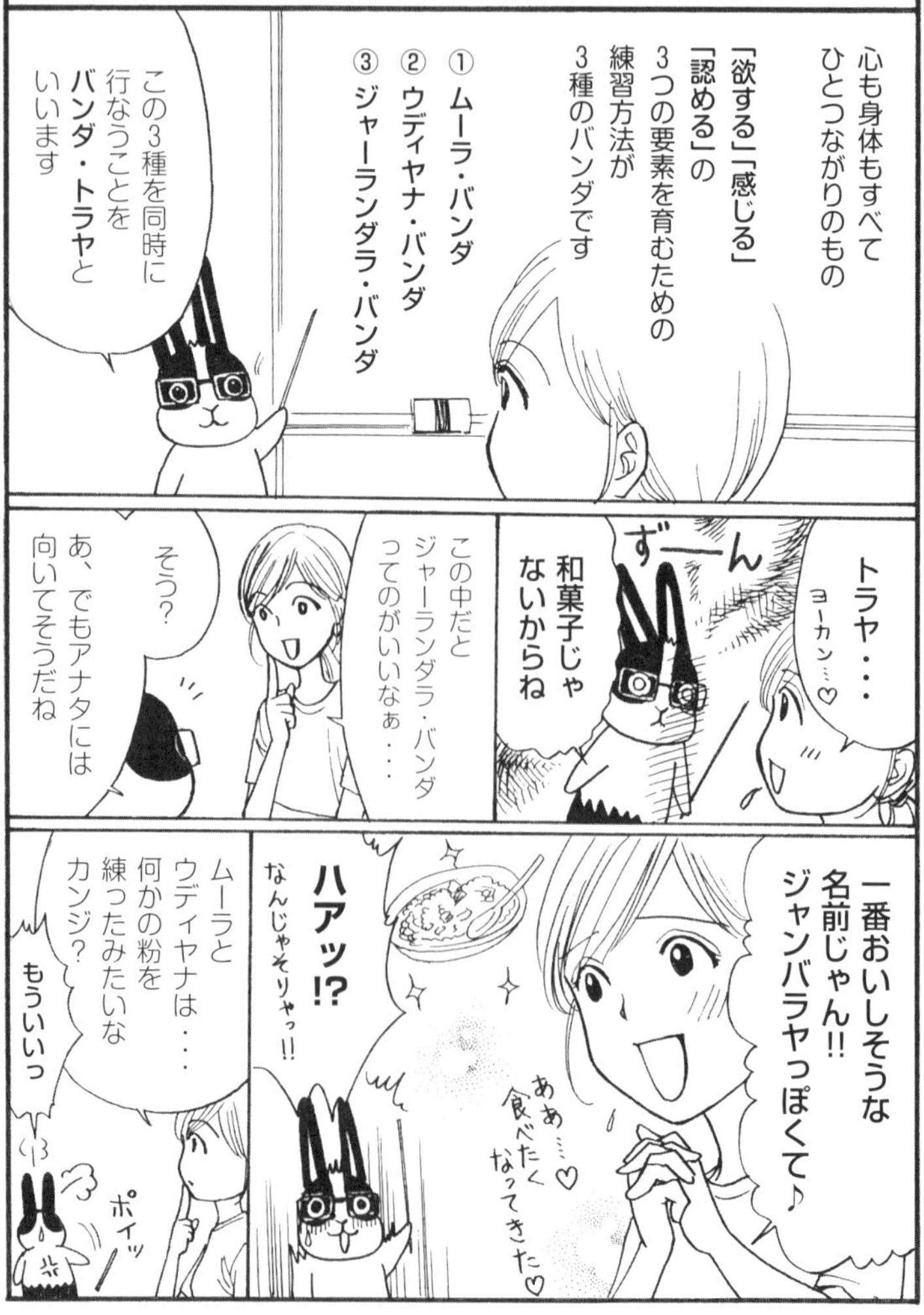

姿勢を正せば瞑想は深まる

3種のバンダを習得し、少しずつ姿勢が「安定」し、「快適」に保てるようになると、自然と瞑想が深まってきます。

それは、**瞑想を深めるために必要だった「欲する」「感じる」「認める」という3つのステップが、姿勢を整える際に自然と深められていく**からです。

前述したアーサナのポイントを見ても分かるように、お腹の圧力を高めることは、「欲する」心を養うことにつながり、頭部をリラックスさせて受動的に保つことは、「感じる」心を培うことにつながります。そして胸を開いて呼吸をラクに保つことは、「認める」心を育むことにつながるのです。

「心と身体はひとつながりのもの」

この「心身一如《いちにょ》」の考え方が根づいた東洋の知恵、ヨガだからこそ、このような身体をうまく使って瞑想的な心をつくり出そうとする理論が発達し、受け継がれていったのでしょう。

心も身体も、エネルギーのレベルでとらえれば、すべてひとつながりのものです。それが分かっているヨガの世界だからこそ、**「欲する」「感じる」「認める」の3つの心の要素が、それぞれ「お腹」「頭」「胸」という身体の3つの空洞に対応している**ことをつきとめ、そんな「心の身体マップ」をもとにして、どうすればその3つの部位が調整されるのかという練習方法をも見いだしていったのだと思います。

その練習方法が、**それぞれの空洞を支える支柱である、脚、背骨、首の3カ所を調整する3種類のバンダ**なのです。

①ムーラ・バンダ（骨盤底を軽く引き上げる）

骨盤と心の安定感を養い、じっくりと物事に取り組む姿勢を生み出す。瞑想を含め、何かが思い通りに進まなかったときも、どっしりと腰を据えて物事に取り組む、〝根気〟強い心の姿勢を育む働きがある。

②ウディヤナ・バンダ（下腹を軽く引き締める）

背骨と心の軽さを養い、意欲的に物事に取り組む姿勢を生み出す。瞑想を含め、何かに取り組む際に必要となる〝やる気〟や〝元気〟など、集中の源とも言える活力を育む働きがある。

③ジャーランダラ・バンダ（のどや首の力を抜く）

首と心のくつろぎを養い、煩悩的なこだわりを捨てた状態を生み出す。エゴを手放して「天命を待つ」心を育み、〝のん気〟で〝気楽〟な心の状態をつくり出し、瞑想の本質とも言える心の静寂を導く働きがある。

この3種のバンダを同時に行なうことを**「バンダ・トラヤ」**と呼ぶのですが、これが完成したときに、瞑想は自動的に起こるとヨガでは教えています。

ちなみに、この「トラヤ」というのは、かの和菓子屋さんとは縁もゆかりもなくて、サンスクリット語で「3つを同時に行なう」という意味を持っています。

私たちがいわゆる「ヨガのポーズ」と呼んでいる、例のぐにゃぐにゃポーズとは、不要な身体の緊張をほぐしたり、必要な筋肉を鍛えたりすると同時に、何を隠そう、**この3種のバンダを練習するために開発されたもの**です。

たとえば、立って中腰になるポーズは「ムーラ・バンダ」の感覚を身につけるために役立ちます。また、思い切り伸びをするようなポーズは「ウディヤナ・バンダ」を練習するために有効で、首をだらりと垂らしたり、仰向けになったりするポーズは「ジャーランダラ・バンダ」の練習に最適です。

そんなふうにヨガのポーズをとらえてみると、瞑想のための特別な時間など必要ないことが分かってきます。**ダイエット目的や肩凝り解消のためにポーズを行なえば、それを瞑想の時間として活用することができるようになる**のです。

一つひとつのポーズでバンダを練習し、姿勢を安定させ、快適に保つ。そして、呼吸をゆったりと保って「欲する」「感じる」「認める」感覚を育む。

そんなふうにポーズを練習しているうちに、気がつけば瞑想は上達していきます。

ついでにお腹のお肉がとれたり、肩凝りが解消したりしていたとなると、これほど素晴らしいことはありません。

そして、ポーズをバンダの練習ツールとして行なっていると、電車に乗っている姿勢や歩いている姿勢でも、バンダが行なえるようになります。それができているうちは、瞑想的な『柔』の心をキープすることができるようになってきます。

このように、**身体から瞑想をとらえると、日常生活により瞑想を取り入れやすくなります。**そのスタートラインとして、ぜひアーサナとそのポイントを、身体でしっかりと身につけていっていただけたらと思います。

ヨガの教え
22

アーサナを突き詰めると、瞑想は自然に深まる

ヨガを代表するアーサナ「太陽礼拝のポーズ」

本書はポーズ本ではありませんが、「一つひとつのポーズ（アーサナ）を、瞑想のための姿勢としてとらえる」というのはどういうことなのか、具体的に紹介するために、ヨガを代表するアーサナ**「太陽礼拝のポーズ」**を掲載しておきたいと思います。

このポーズが初めてという方は、できれば一つひとつのポーズをするときに止まってはバンダを意識し、じっくり「安定」と「快適」を追求していくようにしましょう。そして、それぞれのポーズに慣れてきた時点で、呼吸のリズムで動き続けるようにして、全身を使った呼吸法としても行なえるようにしましょう。

慣れてくれば1日たったの5分です。行なう時間帯は朝がベストで、①～⑭を毎日、4～6回ほど繰り返してください。

朝にこのポーズを行なうことで、寝起きの体調の悪さがなくなり、一日気分よく過ごせるようになります。「どうしても朝は無理！」という人は、夜寝る前に行なってくださ い。それ以外も、食後2時間を除けばいつ行なってもかまいません。

＜太陽礼拝のポーズ＞

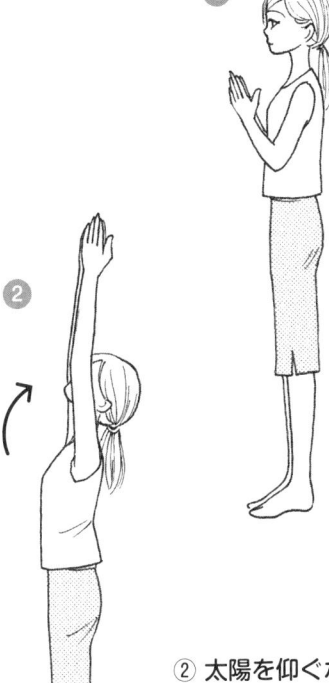

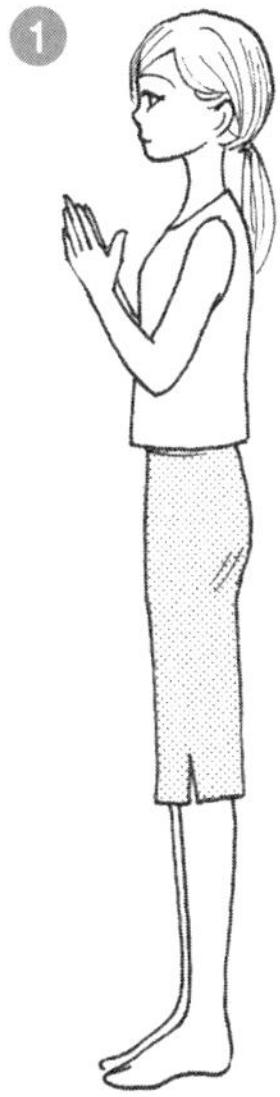

① 合掌のポーズ

両脚を腰幅に開いて立ち、両手は胸の前で合掌する。ムーラ･バンダを行なうと軽い内側重心になり、足の裏でしっかりと床を押し、そして押し返されている感じを味わえる。

尾てい骨を軽く下に落とし、下腹の奥を軽く締めて背骨を伸ばす。腰はできるだけリラックスさせておく。胸は気持ちよく広がり、肩の力がストンと抜けていて、ゆったりとした呼吸ができている状態。

最初は深呼吸から始め、慣れてきたら完全呼吸で行なうようにする。目の高さで一点を見て、表情は穏やかに。

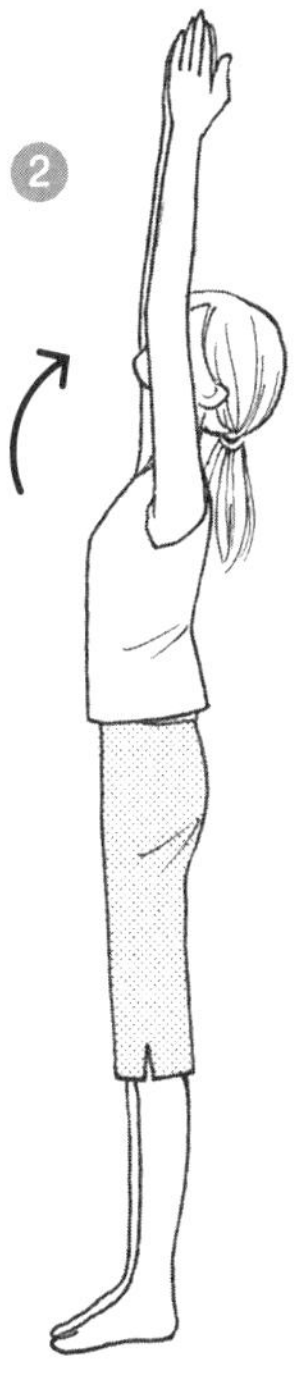

② 太陽を仰ぐポーズ

前の息を吐き切ったら、吸い始めのタイミングで両手を下ろしてひじを伸ばし、吸いながら両手を左右に広げ、手のひらを上の向けて空気を舞い上げるように、腕を上げていく。手のひらで空気を感じ、実際に空気を上に移動させるような気持ちで。

同時に顔を少しずつ上げていき、頭上で合掌したときに、軽くななめ上を見上げる。息の終わりがピタッと動作の終わりと合うようにする。

3

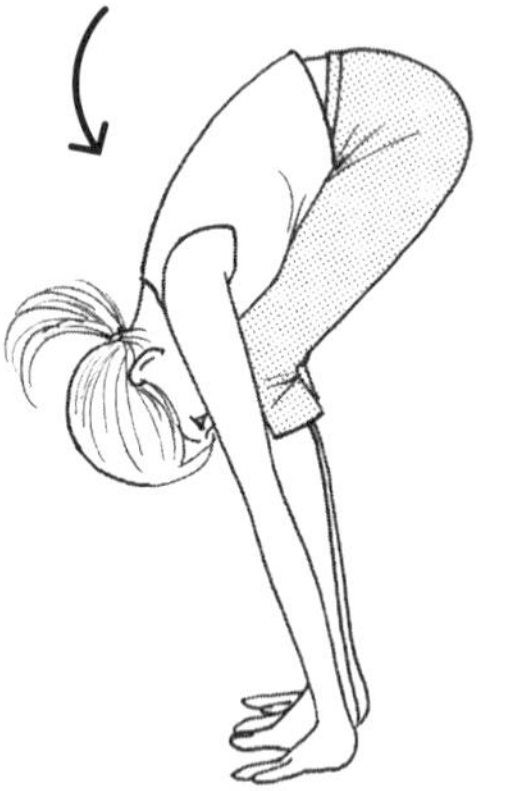

③ 足と手のポーズ

息を吐きながら、上体を前に倒していく。背筋を腰のあたりからしっかり伸ばし、骨盤の中央からつむじまでを一直線に伸ばすように意識しながら行なう（腰が痛むようであれば、下腹の力を強くし、手を膝《ひざ》に当てて行なう）。

両腕は左右に広げ、手のひらを下向きにして、空気を下げて地面に戻していくような気持ちで、上体とともに下げていく。両手の指は軽く広げ、足の横につける。腰から力を発し、すらりと背筋が伸び、首や肩がリラックスしていて、手のひらで大地の安定感をしっかりと感じている状態。

膝裏がピンと伸びたまま、お腹が太ももにピタリとつくのが理想だが、相当の柔軟性がないとできないので、お腹がかろうじて太ももにつく程度に、膝裏を曲げるようにする。首の力を完全に抜き、ジャーランダラ・バンダの感覚を養う。

4

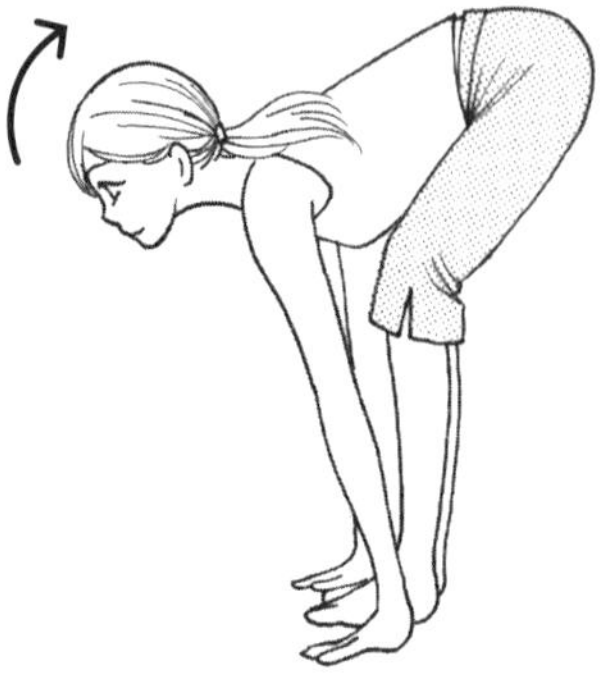

④ 上体を起こす

息を吸いながら、手のひらを床から少し離し、手先がかろうじて床につく程度まで上体を起こしていく。膝は曲げてもかまわないので、背筋は腰からしっかりと伸ばしておく。少しだけ上体を持ち上げることによって、肋骨の隙《すき》間《ま》が広がるので、その分で息を吸い込む。呼吸が浅くなってしまうので、肩が耳に近づかないようにする。腕の力は抜いて、床に向けて垂らしておく。

それまでの呼吸のリズムで息を吸い、吸い切ったところで動作を完了させる。ウディヤナ・バンダを練習しやすい姿勢。

5
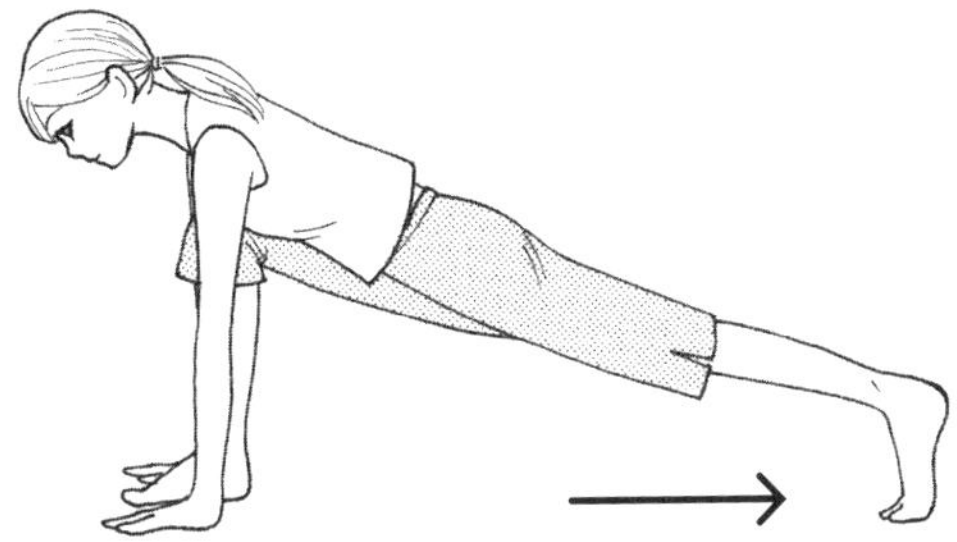

⑤ ランジのポーズ

息を吐きながら、左脚を大きく１歩、後ろへ引いてつま先立ちにする。このとき、下腹の奥から力を発し、背筋がつむじまで伸び、正反対の方向に左脚がすらりと伸びていることを意識する。

6
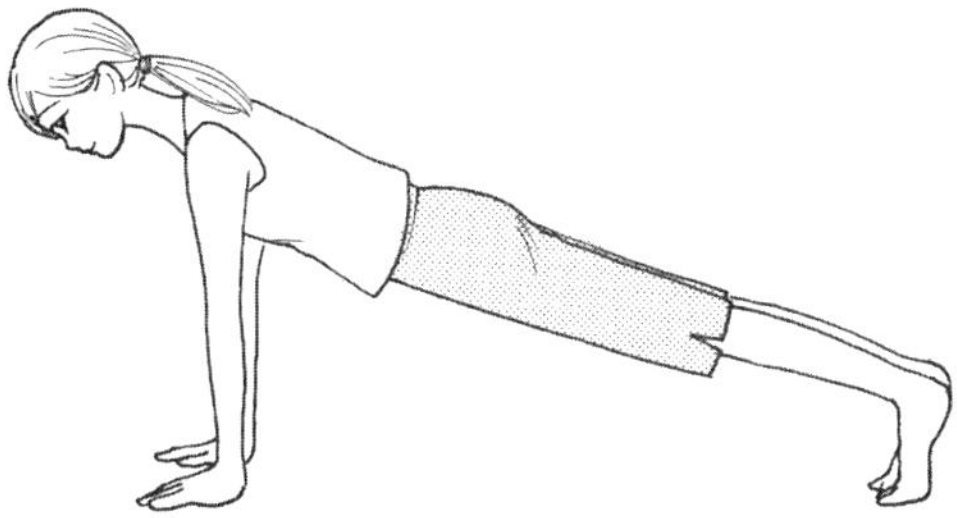

⑥ 板のポーズ

息を吸いながら、右脚も大きく１歩、後ろへ引き、腕立て伏せの姿勢になる。１つひとつの動作をじっくりと味わいながら、足先が床に触れる感覚や、両手のひらに均等にかかる体重など、繊細に身体を感じながら、呼吸のペースに合わせてゆっくりと動作を行なう。

ひじがロックしない程度にすらりと伸ばし、ムーラ・バンダ、ウディヤナ・バンダをしっかりと行なって身体を１本の棒のように保つ。また、肩は軽く耳から遠ざけ、首をラクに保っておく。

❼

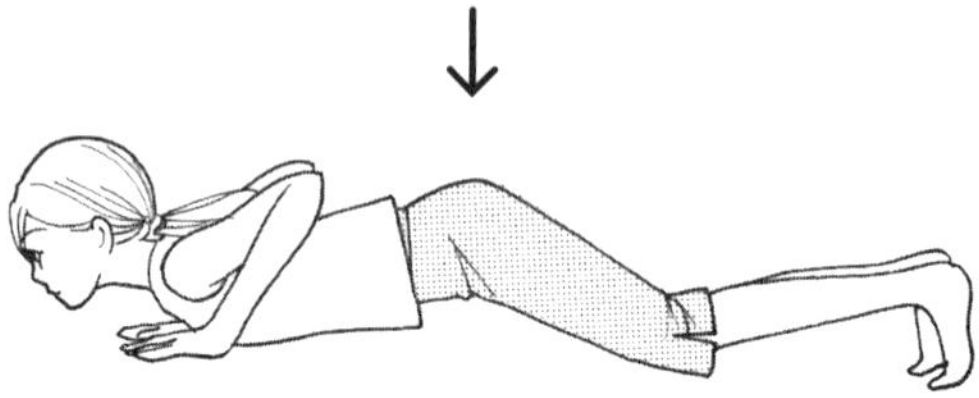

⑦ 八点のポーズ

息を吐きながら、膝と胸とあごを同時に着地させる。脇はしっかり締めるが、肩がいからないように軽く耳から遠ざけ、肩甲骨も軽く背骨から遠ざけるような意識を保ちながら伏せていく。

❽

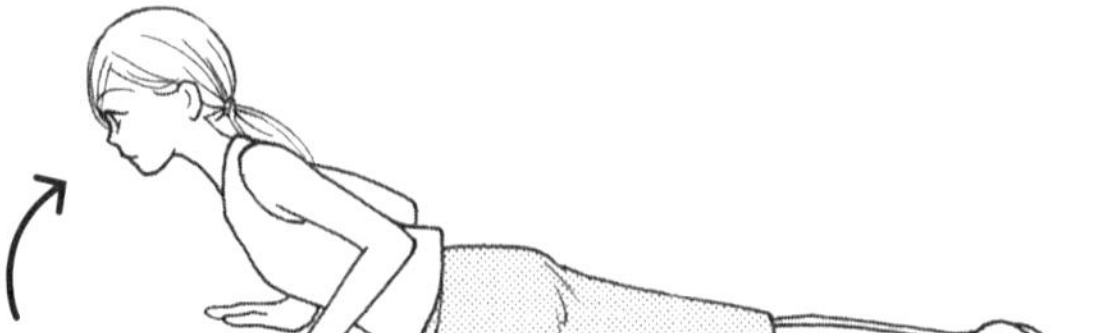

⑧ コブラのポーズ

息を吸いながら、上体を前にスライドさせて軽く持ち上げ、胸を軽く反らせる。

このポーズで大切なのは、胸と肩。気持ちよく胸を開き、肩は耳から遠ざけるようにすること。このために、手指を多少外側に開いてもかまわない。

また、腰を反らせようとしないこと。あくまでも腰はウディヤナ・バンダによって伸びるような意識を保ち、胸のあたりで反りを深めるようにすることが大切。すべてのポーズについて言えることだが、のどや首はできるだけリラックスさせておく。

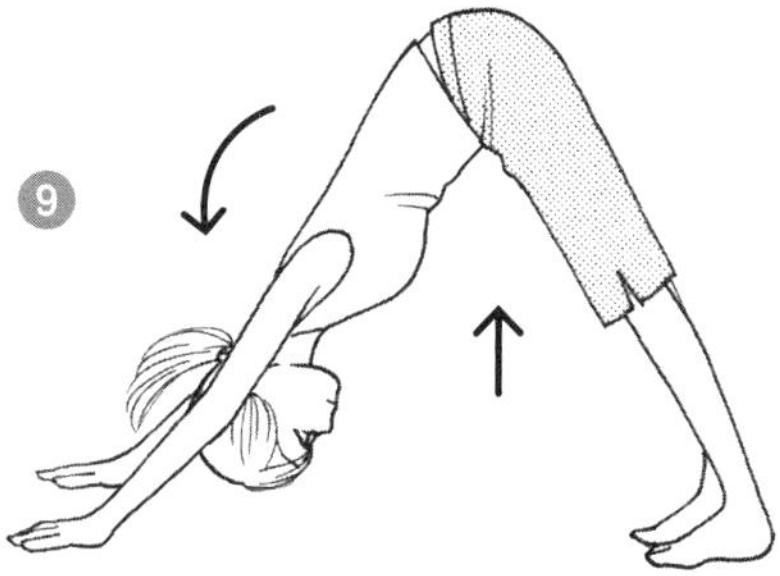

⑨ 下を向いた犬のポーズ

息を吐きながら手で床を押し、下腹に力を入れてお尻を上に突き出して万歳。この姿勢で、5呼吸ほど静止する。

最も大切なのは、下腹の奥から力を発し、その力で姿勢が安定する感じをつかむこと。骨盤やお腹の力が背骨を伝い、肩から腕へ、腕から手のひらへ伝わり、床を押している感じ。一方、その骨盤が足のほうへもたれかかり、膝裏を伸ばすことによって足裏がしっかりと床を押しているという感じをつかむことができる。

そのためにも、できるだけ脇を伸ばし、背中から腕もできるだけ直線的に保つことが大切。そのために膝を曲げたり、かかとを上げたりしてもOK。また、首や肩はリラックスさせ、呼吸がゆったりと繰り返されるようにする。

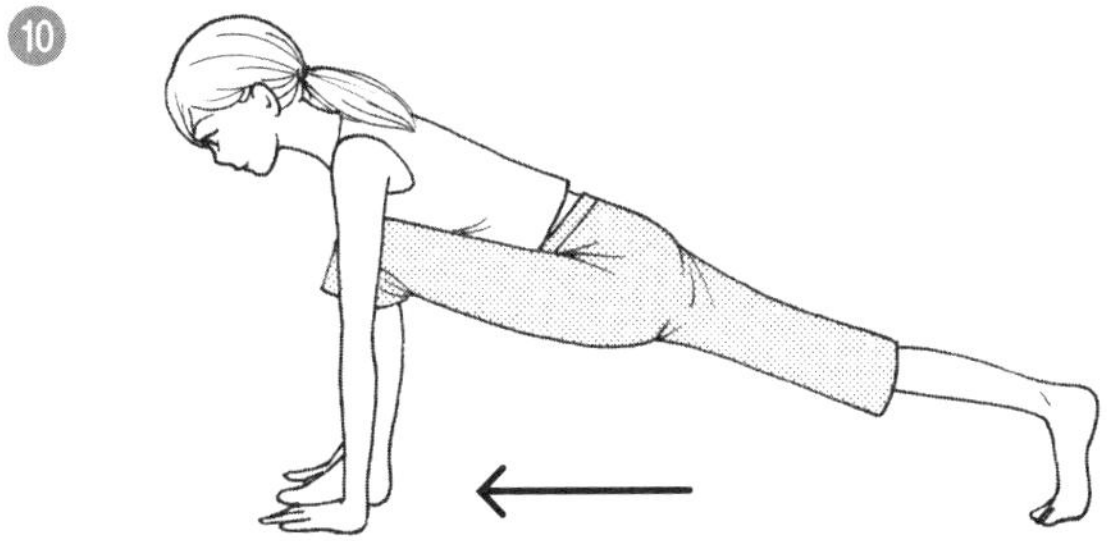

⑩ ランジのポーズ

5呼吸したあと、息を吐きながら、左脚を1歩前に踏み出し、両手の間につく。ドスンと足をつくのではなく、全身の力を上手に使いながら、足裏全体がソフトに床に吸いこまれていくように着地する。

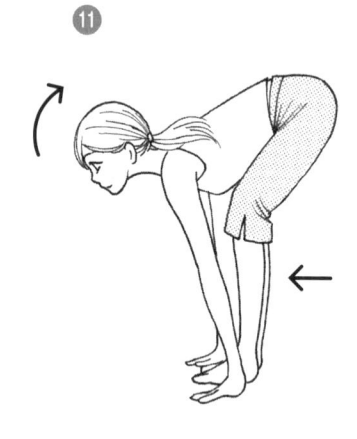

⑪ 上体を起こす（④と同じ）

息を吸いながら、右脚も１歩前に踏み出し、④と同じ姿勢をとる。骨盤の中央からつむじにかけて、すらりと背筋を伸ばせている様子を意識する。

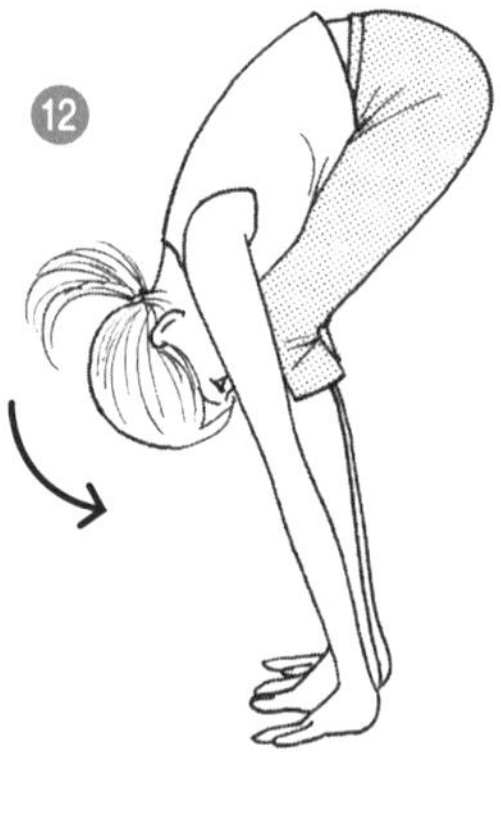

⑫ 足と手のポーズ（③と同じ）

息を吐きながら、腰から力を発して、③の姿勢に戻る。首と肩の力を抜き、骨盤が安定し、上半身が快適な状態であることを確認する。

⑬ 太陽を仰ぐポーズ（②と同じ）

息を吸いながら、腰の力を使って上体を起こしていく。このとき、どうしても背中が丸くなりやすいので、腰が痛まない範囲で、できるだけ背筋を伸ばしながら起こす。

両腕は左右に開き、手のひらを上に向けて、空気を舞い上げるような気持ちで。少しずつ膝を伸ばし、両手が頭上でピタリと合わさった時点で、息を吸い切る。

⑬

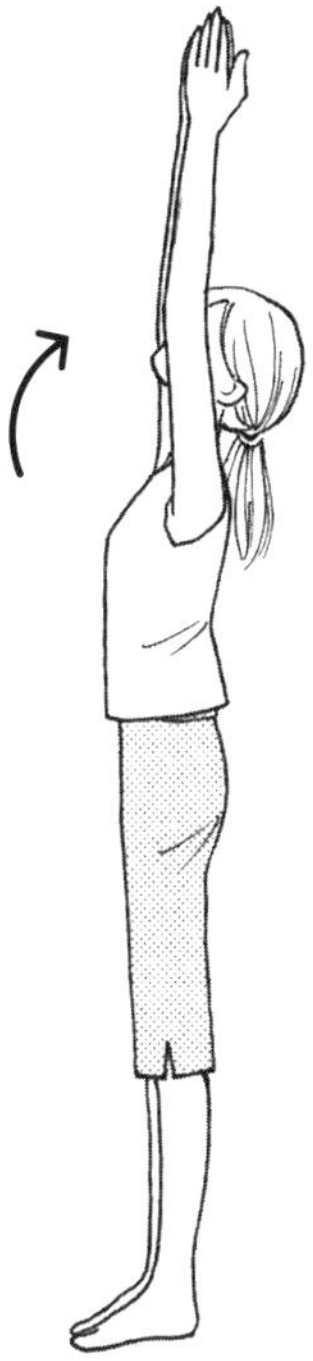

⑭

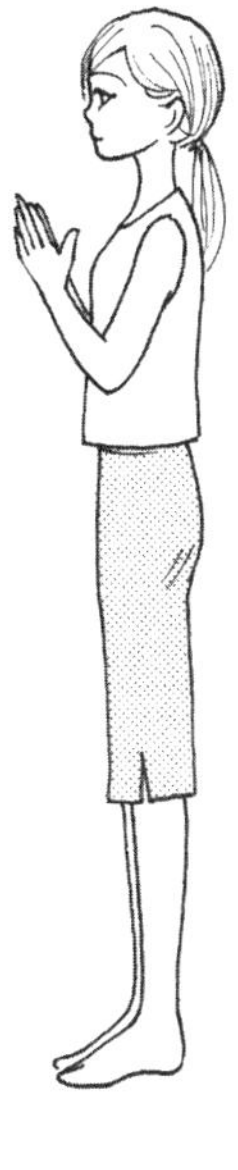

⑭ 合掌のポーズ（①と同じ）

息を吐きながら、合掌した手をゆっくりと胸の高さまで下げていく。①〜⑭を毎日（できれば朝）、４回程度繰り返す。

YOGA MANGA

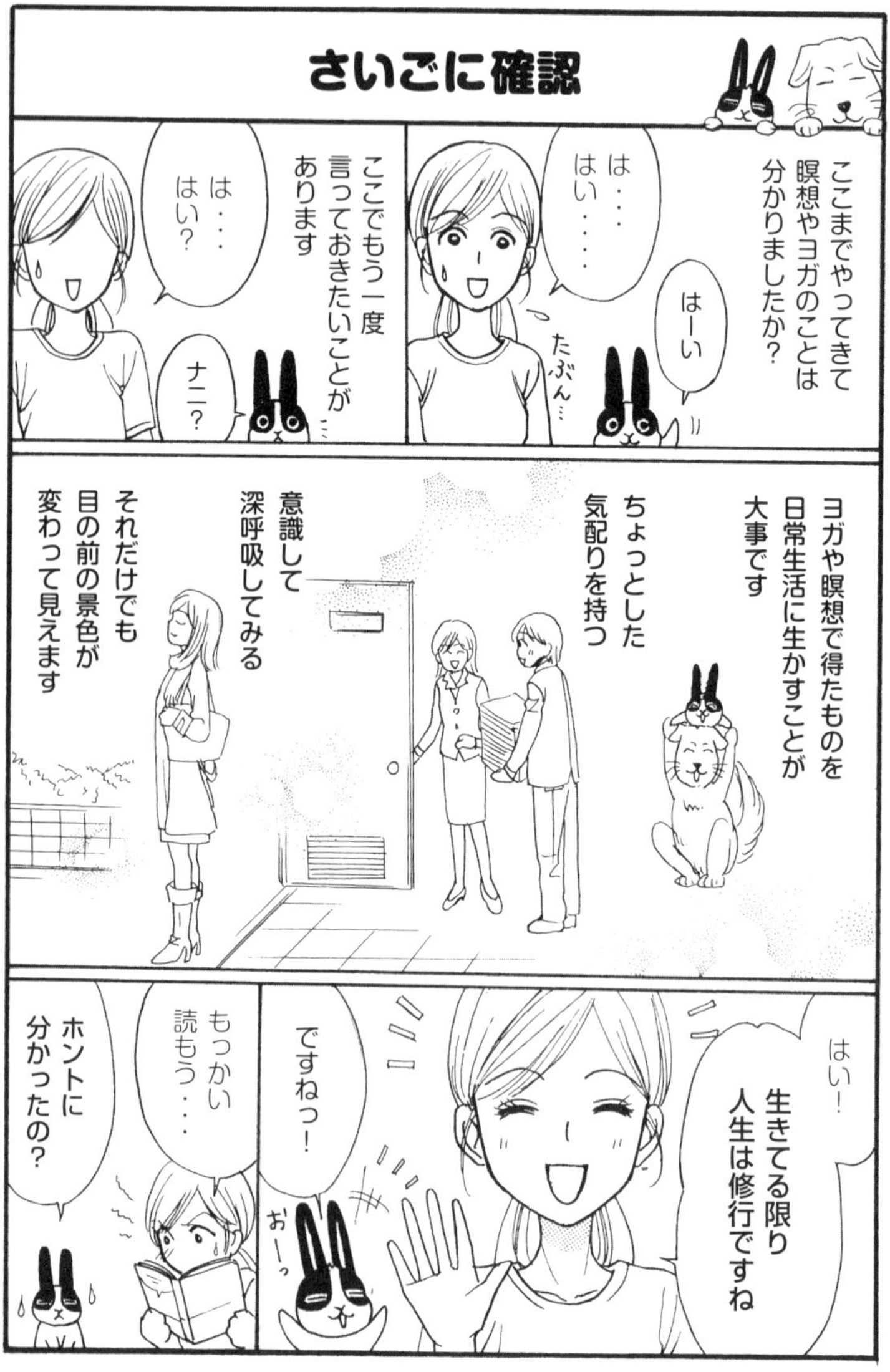
さいごに確認
ここまでやってきて瞑想やヨガのことは分かりましたか？
はーい
は・・・はい・・・・
たぶん…
ここでもう一度言っておきたいことがあります
は・・・はい？
ナニ？
ヨガや瞑想で得たものを日常生活に生かすことが大事です
ちょっとした気配りを持つ
意識して深呼吸してみる
それだけでも目の前の景色が変わって見えます
はい！生きてる限り人生は修行ですね
ですねっ！
おーっ
もっかい読もう・・・
ホントに分かったの？

日常生活にヨガの知恵を生かす

ここまで、「瞑想って何なんだろう」というところからスタートし、哲学や心の話をしつつ、時に壮大な宇宙の話にまで広がりながら、**瞑想を深めるために必要な心のあり方、呼吸や姿勢の調整方法といった「瞑想の見取り図」**を、ざっとダイジェスト的にご紹介してきました。

とても難解な哲学体系なので、１回読むだけではなかなか腑《ふ》に落ちなかったとは思いますが、瞑想を深めるためのおおよその道筋だけは、漠然とイメージしていただけたのではないかと思います。

そんな本書の最後に、どうしてももう一度だけ確認しておきたいことがあります。

それは、**「ヨガや瞑想を通して得たものを、日常生活に生かすことの意義」**についてです。

第3章の八支則「禁戒と勧戒」のところで、「毎日1時間瞑想したとしても、それ以外の時間をすべて瞑想から遠ざかるような心で過ごしていては、いくら瞑想を深めようと躍起になっても深まるわけがない」と述べました。

毎日の暮らしの中で、**携帯をいじっているときの姿勢や歩くとき、立っているときの姿勢をも「アーサナ」としてとらえ、**バンダを意識してその姿勢を安定させ、かつ快適に保ち、その状態で、完全呼吸とまではいかないまでも、一瞬だけでも目を閉じて深呼吸してみたり、「欲する」「感じる」「認める」心を養ってみたりする——。

「そんなの面倒臭い」とか「そんな神経質な」とか思われた方は、きっとまだその必要がないくらいに健全なのでしょう。

でも、人はいつつらい局面に陥るか分かりません。

どうしても抱えきれない問題に直面したり、心身のコンディションが崩壊しかけたり、あるいは「どうしても心を強くしたい」と切実に思ったり……。

そんなときのために、**「日常の中のほんの一瞬、ちょっとした気配りを持つだけで、目の前の景色が少し違って見えてきたり、快適さが増したりする」**ということを、覚えておいていただきたいのです。

誰かとコミュニケーションをとっているときに、一瞬イラっときたら、瞑想的な心の静けさを思い出したり、ワンテンポでいいので言い返すのを遅らせたりしてみましょう。相手の言い分をよく聞いて、正しいとか間違っているで判断するのではなく、相手の気持ちを理解しようと歩み寄ってみるのもいいでしょう。

そういった心がけひとつで、自分の心のあり方も人間関係も、少しずつかもしれませんが、きっと変わっていくはずです。

禅の世界に「指を見て月を見ず」という言葉があります。

あくまで大切なのは月すなわち『柔』の境地であり、さまざまな方法論（これが指になります）は便宜的なものだという意味です。28ページで説明した「不《ふ》立《りゅう》文《もん》字《じ》」と同じような言葉と思えばよいでしょう。

私たちは、とかく方法論のほうに気をとられ、それをマスターすることに目的をすり替えてしまうことがよくあります。大切なのは指ではなく、それが示す方向（月）を見据えることなのです。

つまり、**瞑想そのものを目的にするのではなく、そのプロセスで味わえるであろう心の豊かさや心地よさを大切にし、それを日常生活に持ち越すことが大切**なのです。

『柔』の心を育むことで瞑想を深め、その結果手にするものが『柔』の心だったように、日常生活にヨガの心を取り入れることこそが、最終的には一番価値あることなのです。これは個人的な意見としてではなく、多くのヨガや瞑想の指導者が言っていることとして、どうか心の片隅に置いていただければと思っています。

瞑想やヨガの道は、入門あって卒業なし。そのゴールはと言えば、それはそれは気が遠くなるほどに遠い、天竺《てんじく》を目指す以上に程遠い道のりです。なればこそ、**目的地に辿《たど》り着くことのみに意識を奪われるのではなく、その少しずつの歩みそのものを楽しみ、大切にする心を持っていただければと思います。**

結果として、そういった心がけによって、さらに瞑想は少しずつ深まり、その深まった分だけ、日常生活がちょっとだけ豊かになる——。その繰り返しを味わいながら、長き遠き瞑想の道を、楽しみながら深めていけることを願っています。

ヨガの教え
23

瞑想を深めるプロセスそのものが、瞑想のゴールでもある

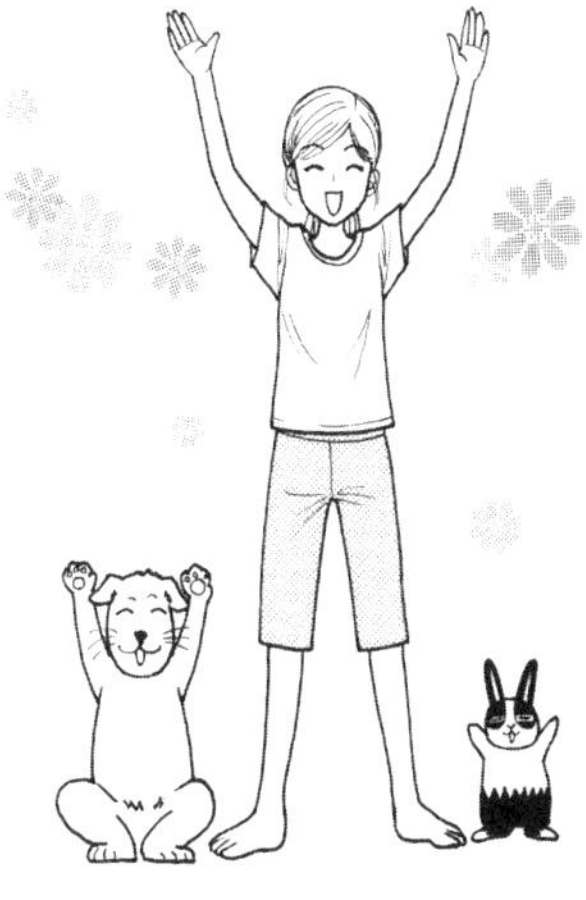

あとがき

2004年に実業之日本社から『瞑想ヨーガ入門』を出版させていただいてから、早7年――。あるとき同社の編集担当のTさんと、お茶飲み話的な雑談をしている際に、「この本をもっと噛《か》み砕いて、マンガなんかも入れて、もっともっと読みやすい本にしたいね」という話がポロリと転がり出たのが、事の発端でした。

それからしばらくは、互いに日々の仕事に忙殺され、そんな話なんてなかったかのように、1年近くの沈黙が続いたのですが……。

ある日、Tさんから企画書がポンと送られてきて、「例の本なんですが～(以下略)」という感じで突如として話が再開し、そして今日に至る……。

本書のベースとなった『瞑想ヨーガ入門』という本は、その「あとがき」でも触れたのですが、当時の私の集大成ともいえるヨガ哲学をまとめあげた一冊です。

私が23歳でヨガを再開して以来、ずっと掲げ続けていた夢の一つを達成させた著作であり、おかげさまで現在も版を重ねています。


で、その後日談なのですが。夢というのは叶《かな》えられると、しばらくは「達成感」という余韻が続くのですが、その後ほどなくして、何とも言えない空虚感が忍び寄ってくるのが相場のようで……。

翌年8冊の本を書いた後、私の執筆ペースはみるみる低下し、年1～2冊のペースに至ってしまいます。


今から思えば『瞑想ヨーガ入門』は、私のエゴイスティックな夢が叶った一冊とも言える存在で、「それまで考えてきたことを一冊にまとめたい、それを世に出したい」という、非常に個人的な欲求が色濃かったように思います。

そしてそんな思いと、読者の方々の「ヨガの哲学を知りたい」という思いとが調和するように――と願って書いた本だったように思います。

23歳のころ、インドを旅しながらヨガを学び、それからの生き方について模索する中で、夢について考えたことが何度もありました。

「夢はいつかは必ず醒《さ》めるもの。眠っているときに見る、いい夢も悪い夢も必ず醒めて、現実に呼び戻される。同じように、人生の中で描いた夢もいつかは醒める。それは時として その夢を諦《あきら》めたときであり、そしてもう一方ではその夢が叶ったとき……」

ていうか、むしろ23歳の綿本、醒め過ぎだろ！ってツッコミ入りそうですが（笑）、いずれにしても、そんな夢のはかなさを推し量りつつも、哲学書を世に出すという夢を見て、その夢が叶い、そういう形で消えていった夢の行く末に私が見たものは……。はかなさゆえの夢の大切さ、かけがえのなさであると同時に、もっと素敵な夢の抱き方があることへの希望だったのです。

もっと真に誰かの役に立てる人間になりたい。自分を超えた大きな器を持ち、多くの人とのつながりを感じ、その中で自分にできることを精いっぱい尽くし、それを夢として見たい――という希望。

そんな大きな器への希望と、それまでの小さな器が入り交ざった状態を、ウェブ上で「二色パン」というタイトルのコラムにしているので、機会があればぜひ読んでいただきたいのですが、そんなことを振り返ってみても、この7年で、私の中で大きく変化したのは、「本気で誰かの役に立ちたい」という視点が深まったことにあるような気がします。

「例の本なんですが～（以下略）」というTさんのひと言で、突如として再開した本書の企画。『瞑想ヨーガ入門』をベースにしながらも、歳月を経た今の私の目線で原稿を書き進めていると、その間に培ってきたものが、あからさまに文章になって現れてくるのを実感しました。

これまた手前味噌《みそ》な話になって、大変申し訳ないのですが、「あの時点でよくここまで書けたなぁ」と思うほどに、理論的な枠組みがしっかりとしていて（投げ座布団は謹んでお受けいたします（笑）、今さらながら感心することが多い一冊ではあるのですが、7年たった私の感覚からは、大きく視点や表現、感覚が変わっているところが多々あるのです。

なるほど『瞑想ヨーガ入門』の「はじめに」を読み返してみると、そのことが明快に記されているのですが、「ヨガの理屈が頭で分かってきた」というところに書き下ろしたという事実。そして今、それが確かな実感へと落とし込まれてきているという変化を、如実に垣間《かいま》見ることができた本書の執筆だったように思います。

ですから本書では、ともすれば机上の空論になりかねない、深すぎるヨガ哲学が、普段の生活にどんな変化をもたらすのか、より具体的で力強いメッセージとして盛り込めたのではと思っています。そういった意味で、コンパクトなページ数ながら内容的には前作以上に濃密なものに仕上がったような気がします。

また、各章にちりばめられたマンガやイラストで、難解な理論を中和するという試みも取り入れてみました。硬軟が見事にブレンドし、「もう少し読み進めてみようかな」と思っていただけるような、通読しやすい感じになったのも嬉《うれ》しい限りで、マンガ家のまめもやしさんに感謝です！

あえて7年前の本をベースにしたからこそ、感じることができたその変化。そんな機会を与えてくださった実業之日本社のTさんにも心から感謝しつつ、こうして『瞑想ヨーガ入門』について触れることで、少しでもそちらの売り上げが増えて、同社に恩返しできることも祈りつつ（笑）、本書を締めくくらせていただきたいと思います。

そして何よりも、こんな最後の一行までお読みくださった読者の皆様へ、心の一番奥のほうから感謝の気持ちを込めて。ありがとうございました。

2012年1月

綿本　彰

著者紹介　綿本 彰（わたもと あきら）

日本ヨーガ瞑想協会会長。綿本ヨーガスタジオ主宰。

全米YOGAアライアンス500時間YOGA指導者トレーナー（E-RYT500）。

大阪生まれ。幼いころより、父であり同協会名誉会長の故・綿本昇師からヨガを学ぶ。

神戸大学システム工学科卒業後、インドに渡り各地でヨガ、アーユルヴェーダを研修。帰国後、同師に師事しながら、1994年にヨガの指導をスタート。さらに、ロサンゼルスやニューヨーク、ロンドンなど、世界各地でさまざまなスタイルのヨガを学び、2003年、日本初のパワーヨガ専門スタジオを銀座にオープン、ヨガブームの火付け役に。現在は、トラディショナルスタイルのスタジオと合併して総合ヨガスタジオとし、同スタジオにてヨガの指導と、指導者の育成にあたっている。また、日本各地やサンフランシスコ、ローマ、ミラノなど世界各地でヨガ指導を行なうほか、テレビや雑誌、本の執筆などを通してヨガの普及に努めている。

著書に『瞑想ヨーガ入門』（実業之日本社）、『Yogaではじめる瞑想入門』『眠りのヨガ ～ヨガニドラ～』（ともに新星出版社）、『綿本彰のきれいに効くヨーガ』（NHK出版）、『「幸せここち」メソッド』（マガジンハウス）など多数。

○「綿本ヨーガスタジオ」公式サイト　http://yoga.jp/
○ 日本ヨーガ瞑想協会・全国登録校リスト　http://yoga.jp/about/
○ 綿本彰コラム（二色パン）　http://yoga.jp/life/philosophy/

マンガ＆イラスト　まめもやし

漫画家。大阪在住。魚座、AB型。

2010年より、自身が飼うウサギのギョロを題材にした4コママンガ「うさギョロ！」を「ベツコミ」（小学館）で連載。単行本『うさギョロ！』（小学館）も発売中！

<Special Thanks>
金井順子、古川麻子、章月綾乃

<編集>
高森玲子（実業之日本社）、矢作美和（バブーン）

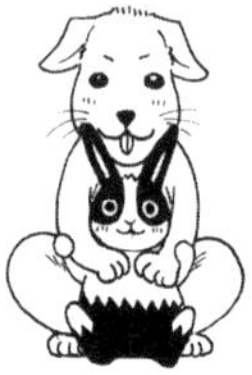

よくわかる瞑想《めいそう》ヨガ

2012年2月 8 日　初版第 1 刷発行
2018年6月14日　初版第 3 刷発行

著　者　　綿本 彰
発行者　　岩野裕一
発行所　　株式会社実業之日本社
〒153-0044 東京都目黒区大橋1-5-1 クロスエアタワー8階
電話【編集部】03-6809-0452【販売部】03-6809-0495
実業之日本社のホームページ http://www.j-n.co.jp/
印刷・製本　大日本印刷株式会社

ISBN978-4-408-10914-5　2012 Printed in Japan

実業之日本社　綿本彰の本

瞑想ヨーガ入門

四六判　定価（本体1400円＋税）　ISBN 978-4-408-32247-6

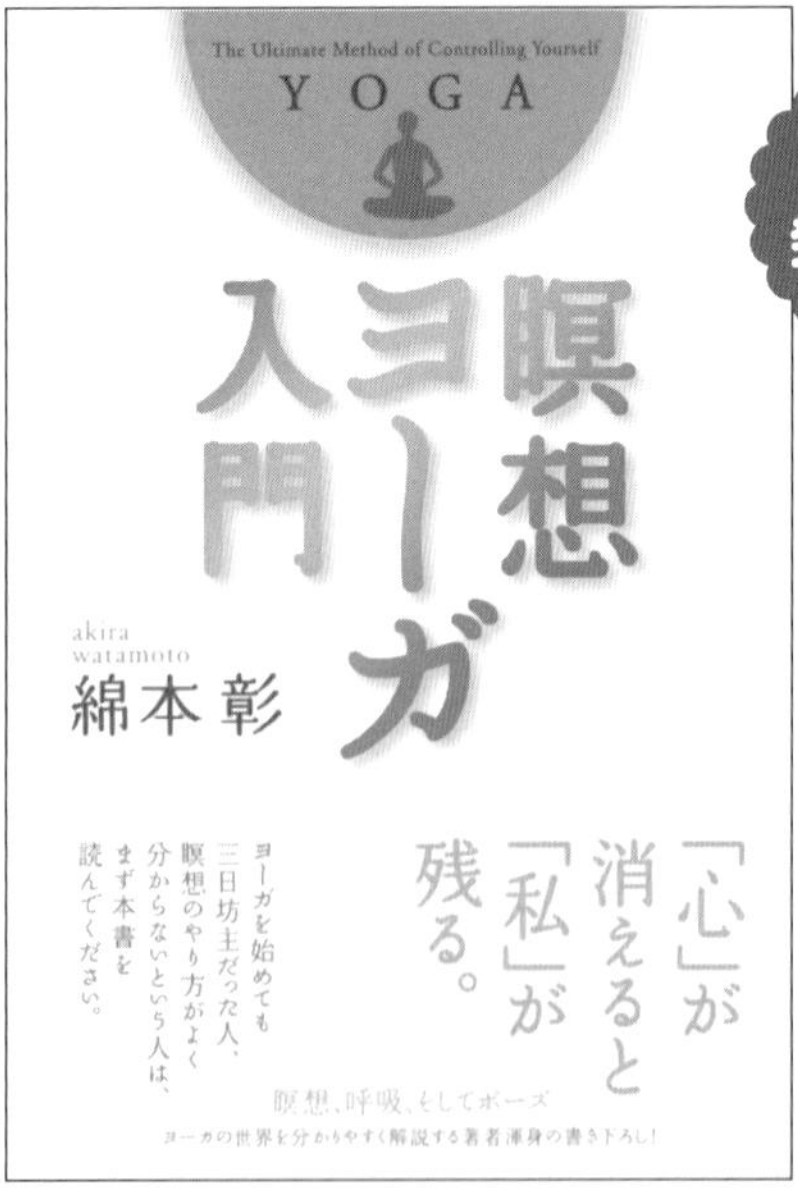

好評発売中！

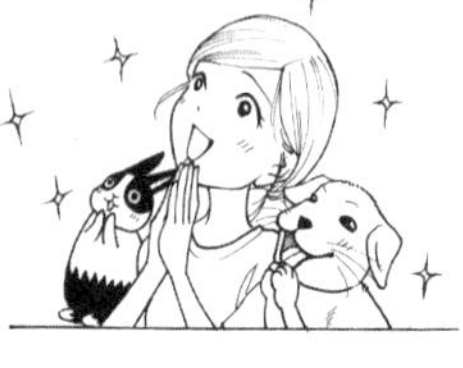

ヨガの世界を分かりやすく解説する著者渾身の書き下ろし！

やせる！健康になる！と大ブームのヨガですが、深遠なヨガ哲学を理解せずに、いきなりポーズを組んでも、実は効果は薄く、長続きもしないのです。「ヨガを始めてみようかな」と思っている人や、やってみたけど三日坊主だったという人にもおすすめ！ 読むだけで「ヨガ的な生き方」が身につき、新しい自分に出会えるはずです。